ÈTUDE

DE

PATHOLOGIE EXPÉRIMENTALE

LÉSIONS BRONCHO-PULMONAIRES

LEURS SYMPTOMES

DÉDUCTIONS PATHOLOGIQUES

PAR

Le Dr Emile PIOGEY

Docteur en médecine de la Faculté de Paris,
Ancien interne provisoire des hôpitaux et hospices de Paris,
Médailles de bronze, années 1876 et 1880.

AVEC 6 PLANCHES EN CHROMOLITHOGRAPHIE.

PARIS

ALEXANDRE COCCOZ, LIBRAIRE-EDITEUR
11, RUE DE L'ANCIENNE-COMÉDIE, 11

MDCCCLXXXII

ÉTUDE

DE

PATHOLOGIE EXPÉRIMENTALE

LÉSIONS BRONCHO-PULMONAIRES

LEURS SYMPTOMES

DÉDUCTIONS PATHOLOGIQUES

PAR

Le D‍ʳ Emile PIOGEY

Docteur en médecine de la Faculté de Paris,
Ancien interne provisoire des hôpitaux et hospices de Paris,
Médailles de bronze, années 1876 et 1880.

AVEC 6 PLANCHES EN CHROMOLITHOGRAPHIE.

PARIS

A. PARENT IMPRIMEUR DE LA FACULTÉ DE MÉDECINE
A. DAVY, successeur.
31, RUE MONSIEUR-LE-PRINCE, 31

1882

A MON PÈRE

A MA MÈRE

Hommage de piété filiale.

A M. QUINQUAUD

Médecin des hôpitaux.

Veuillez agréer, mon excellent maître, mes remerciements sincères pour les précieux conseils que j'ai reçus de vous, et considérer ce travail comme un souvenir du culte que vous professez pour la science expérimentale.

ÉTUDE

DE

PATHOLOGIE EXPÉRIMENTALE

LÉSIONS BRONCHO-PULMONAIRES

LEURS SYMPTOMES

DÉDUCTIONS PATHOLOGIQUES

AVANT-PROPOS.

Pendant le cours de notre internat provisoire, en 1878, à l'hôpital des Enfants-Malades, dans les services de nos maîtres, MM. Archambault et Jules Simon, nous avons eu l'occasion d'observer nombre d'enfants atteints soit de diphthérie, de coqueluche, soit de rougeole ou de toute autre fièvre éruptive, et emportés par une complication pulmonaire : la broncho-pneumonie.

En 1880, à l'hôpital Saint-Antoine, dans le service spécial des varioleux, dirigé par notre excellent maître, M. Joffroy, professeur agrégé à la Faculté de médecine, dont nous étions l'interne, nous observions chaque jour un grand nombre de malades chez lesquels survenaient très souvent, au cours de la variole, des accidents broncho-pulmonaires. Pendant cette épidémie, sur plus de 150 malades, morts de variole, nous avons eu l'occasion de constater, à l'autopsie, les lésions les plus nettes de broncho-pneumonie.

En présence de cette multiplicité de faits, nous résolûmes de diriger nos recherches vers l'étude de cette affection complexe, et nous avons été engagé dans cette voie par M. Joffroy, à qui nous adressons nos sincères remerciements pour les bienveillants conseils qu'il nous a toujours prodigués.

Toutes les expériences que nous avons instituées, pendant l'année 1881, ont été pratiquées dans le laboratoire de M. Quinquaud, qui a bien voulu apposer son cachet de contrôle sur tous les faits que nous relatons dans notre mémoire inaugural.

Nous remercions M. Roynard de son concours obligeant, et spécialement notre ami M. Butte qui nous a toujours secondé dans l'exécution des expériences, et a mis à notre disposition son temps, son scalpel et sa plume avec désintéressement et une bienveillance peu habituelle.

Nous sommes heureux également de rendre un hommage public de gratitude à un artiste de grand talent, notre ami Louis Miédan, au pinceau duquel sont dus les dessins qui enrichissent ce travail.

Nous adressons un dernier tribut de reconnaissance à notre ami le Dr Paul Rodet, qui a bien voulu laisser mettre à contribution sa profonde connaissance des langues étrangères pour nos recherches bibliographiques.

Nous diviserons notre travail en quatre parties. Dans la première, nous exposerons les prolégomènes anatomiques, quelques considérations historiques, et la méthode suivie pour la numération des globules.

La seconde partie sera consacrée à l'anatomie pathologique de la broncho-pneumonie expérimentale. Après l'exposé des lésions inflammatoires, qui comprendra l'étude des lésions bronchiques, des granulations purulentes, des noyaux de broncho-pneumonie, de la splénisation, viendront celles d'ordre purement mécanique, l'emphysème et l'atélectasie, sur la pathogénie de laquelle nous insisterons. Les symptômes rationnels feront l'objet du premier chapitre de la troisième partie ; dans le second, seront exposées la plupart de nos expériences.

Nous consacrerons en dernier lieu un chapitre à l'étude d'une lésion secondaire du poumon et à quelques considérations sur la *phthisis ab hœmoptœ*, puis nous examinerons les effets produits sur les fonctions nutritives par la broncho-pneumonie expérimentale.

PREMIÈRE PARTIE

CHAPITRE PREMIER.

En suivant l'exemple de nos maîtres, nous rappellerons la structure normale de l'organe dont la connaissance est indispensable à la clarté des faits qui seront exposés plus loin.

Quand on examine à l'œil nu la surface d'un lobe pulmonaire privé de son enveloppe séreuse, on constate une multitude de lignes circonscrivant de petits espaces polygonaux, dont le diamètre dépasse rarement 1 centimètre. Sur un poumon d'enfant soumis à l'hydrotomie, on pourra facilement pénétrer dans les interstices de ces petits polygones, qui forment une sorte de mosaïque à la surface du poumon. Ces interstices élargis, il est très facile d'isoler les parties irrégulièrement losangiques, et de décomposer, par dissection, tout un lobe pulmonaire en une série de petits organes similaires d'un demi-centimètre cube environ, ayant la forme d'une pyramide dont le sommet, tourné vers le centre du poumon, va aboutir à l'extrémité d'une des dernières ramifications bronchiques, et dont la base, large d'environ 1 centimètre, correspond à l'un des espaces polygonaux indiqués précédemment. Chacun de ces organes représente un lobule pulmonaire complètement isolé et séparé des lobules voisins par une gaine de tissu conjonctif plus épaisse et plus distincte sur des poumons d'enfants nouveau-nés ; ces corps pyramidaux sont encore plus facilement isolables et distincts quand on fait passer un courant d'eau par l'artère pulmonaire.

Le poumon est formé par une réunion de ces lobules, serrés les uns contre les autres et séparés par du tissu conjonctif, dans lequel serpentent les vaisseaux artériels, veineux et lymphatiques. Tous les lobules pulmonaires affectent la même structure, et le lobule représente un poumon en miniature ; de la connaissance de la constitution d'un seul découle donc celle du poumon tout entier.

Ces lobules sont suspendus par leur sommet à l'une des divisions de dernier ordre des bronches, et constituent, par leur ensemble, une véritable grappe dont on a artificiellement isolé les grains. Le pédicule qui relie le lobule au reste de l'organe émane d'un gros faisceau broncho-vasculaire ; il est constitué par une ramification de l'artère pulmonaire, une ramification de la veine pulmonaire et une bronchiole portant dans ses parois le double réseau de l'artère bronchique qui lui est propre. Tous ces canaux sont avec les nerfs du lobule entourés d'une gaine de tissu conjonctif. Or, tandis que l'artère et la bronche vont pénétrer avec la gaine conjonctive dans l'intérieur du lobule, en un point qu'on peut appeler le hile du lobule, la veine se détachant à angle droit du pédicule va gagner la périphérie du lobule et se ramifier à sa surface dans l'épaisseur de la gaine conjonctive périlobulaire (Joffroy). Les nerfs formés par le pneumogastrique et le sympathique, partis du plexus pulmonaire antérieur et surtout postérieur, suivent jusqu'à leur extrémité terminale les divisions bronchiques auxquelles ils sont intimement accolés sous la forme de petits plexus à mailles allongées, présentant des renflements ganglionnaires ; ils se terminent en partie dans la tunique musculaire et dans la muqueuse des bronches ; les rameaux terminaux ne sont pas encore connus, et les récentes recherches de Stirling, tout en précisant avec plus de détails la distribution des filets du pneumogastrique sur les bronches et des filets du sympathique sur les vaisseaux, n'ont donné aucun renseignement sur l'innervation des alvéoles et des infundibula du lobule primitif.

Les lymphatiques doivent être distingués en lymphatiques intralobulaires et lymphatiques périlobulaires. Les premiers sont disposés dans l'espace conjonctif intralobulaire renfermant l'artère de la bronche (Charcot) sous forme de gaines péribronchiques et périartérielles. (Klein Grancher.) Les seconds, beaucoup plus importants chez l'homme, forment dans l'espace conjonctif périlobulaire de Charcot des troncs volumineux qui dessinent un riche réseau, le réseau circumlobulaire.

Après cette description générale du lobule, étudions sa structure intime et comment se comportent les éléments qui entrent dans sa constitution.

Quand on examine un lobule pulmonaire coupé dans son axe, on voit que la bronche du pédicule du lobule (appelée bronche sus-lobulaire) pénètre dans le lobule, devient alors bronche intralobulaire et en parcourt l'axe, en émettant de chaque côté suivant une disposition dichotomique, un certain nombre de rameaux très courts et en se bifurquant finalement en deux ou trois rameaux qu'on appelle les bronchioles terminales. Chacune des bronchioles terminales appelées encore bronchiole acineuse, marque la limite du système bronchique proprement dit. Au-delà commence le système des alvéoles pulmonaires.

La bronche acineuse très courte se rétrécit brusquement, aboutit à une sorte de carrefour évasé en forme d'entonnoir, appelé vestibule, d'où partent en divergeant les conduits alvéolaires ou canalicules respirateurs, qui aboutissent eux-mêmes aux infundibula, qu'on peut considérer comme le cul-de-sac d'un conduit alvéolaire. Toutes ces parties, conduits et infundibula, sont creusées de dépressions appelées alvéoles, tandis que les parois de la bronche veineuse sont absolument lisses. Ces alvéoles ressemblent à des godets creusés dans les parois, et c'est dans leur paroi que se passe le phénomène de l'hématose.

Ils apparaissent sur la coupe d'un poumon desséché et préparé comme autant de cavités arrondies, séparées par des cloisons, à la façon d'une ruche d'abeilles (Dieulafoy).

On a admis à tort que la capacité de l'arbre aérien irait en augmentant, depuis la trachée jusqu'aux dernières ramifications bronchiques et que les voies respiratoires représenteraient un cône à sommet correspondant à la trachée. Marc Sée a démontré que les calibres réunis des deux bronches sont égaux au calibre de la trachée, et les calibres réunis des divisions bronchiques au calibre de la bronche qui leur a donné naissance ; l'ensemble des voies bronchiques représente donc un cylindre et non un cône.

La bronche lobulaire a en moyenne 1 millimètre de

diamètre, qui peut même s'abaisser à 5 dixièmes de
millimètre pour les lobules de petite dimension.

Jusqu'à la bronche sublobulaire, les bronchioles ont
une structure tout à fait analogue à celle des canaux
aériens auxquels elles font suite, c'est-à-dire la trachée
et les bronches.

Elles possèdent quatre tuniques : la tunique fibro-
élastique qui contient le cartilage, sous forme d'anneau
ou de plaques, suivant le calibre de la bronche. Elle
contient aussi des glandes, une tunique musculeuse
dont les fibres musculaires sont lisses, circulaires,
transversales ; une tunique fibreuse interne et une muqueuse revêtue par un épithélium cylindrique à cils
vibratiles.

Dans les bronches sub et intralobulaires, la structure
est encore très analogue, sauf qu'elles ne possèdent ni
anneaux, ni plaques cartilagineuses, ni glandules. La
tunique fibreuse externe est très mince, pourvue de
nombreuses fibres élastiques. La tunique musculeuse a
relativement des dimensions considérables... La tunique
fibreuse interne possède également de nombreux fais-
ceaux de fibres élastiques longitudinales qui soulèvent
la muqueuse. Celle-ci présente alors en conséquence
sur les coupes transversales une apparence festonnée
très caractéristique (Joffroy).

Dans la bronche acineuse la couche musculeuse cesse
d'être continue et n'est plus représentée que par des
fibres disséminées de distance en distance.

Par suite de la disposition de la tunique musculeuse,
il y a fusion des deux tuniques fibreuses interne et ex-

terne dont la constitution se modifie en ce sens que l'élément élastique devient prédominant, tandis que l'élément conjonctif proprement dit perd de son importance.

La muqueuse n'est plus plissée, et les cils vibratiles de l'épithélium disparaissent : celui-ci devient cubique et s'aplatit de plus en plus. Ces modifications dans les différentes couches s'effectuent d'ailleurs progressivement et sont d'autant plus prononcées qu'on s'approche davantage des conduits alvéolaires (Joffroy).

Les canalicules respiratoires ou conduits alvéolaires sont constitués par des fibres connectives peu développées, par des fibres élastiques nombreuses et par quelques fibres musculaires dont le rôle est de peu d'importance. Les fibres élastiques forment des sortes d'anneaux à l'origine des conduits alvéolaires ; ces anneaux existeraient même à l'orifice des alvéoles pour Schultze. De ces anneaux élastiques émanent des fibres de même nature qui se distribuent dans le reste du parenchyme. Nous n'avons plus qu'à étudier l'organe élémentaire du poumon, l'alvéole pulmonaire. Nous y distinguerons une membrane fondamentale, un épithélium et des réseaux capillaires. La membrane alvéolaire est formée d'une couche de fibres conjonctives, si fine et si transparente, qu'elle représente plutôt une membrane hyaline dans laquelle sont semés des noyaux ; mais par contre elle renferme des fibres élastiques très visibles qui sont comme l'élément caractéristique de la coque alvéolaire. Pouchet admet l'existence de fréquentes anastomoses entre les fibres des alvéoles voisines, ce qui établirait une sorte de solidarité entre tout le système élastique d'un même lobule.

L'épithélium des alvéoles chez l'adulte est composé de cellules absolument plates, d'une minceur extrême, unies intimement les unes aux autres par leurs bords, de façon à former de larges plaques dont l'aspect ressemble beaucoup à une mosaïque. Avant la première respiration et au moment de la naissance, cet épithélium est formé de cellules volumineuses (ayant des dimensions égales en hauteur et en largeur) qui remplissent l'alvéole et comblent sa cavité. (Charcot, Joffroy.) L'aplatissement et les dispositions spéciales de la cellule épithéliale de l'alvéole seraient donc la conséquence toute mécanique de la dilatation que subissent les cavités respiratoires, soit par le fait du développement, soit peut-être encore par le fait de la distension des cavités par l'air atmosphérique.

Les réseaux capillaires des alvéoles sont formés par les dernières divisions anastomotiques de l'artère pulmonaire, sur l'étude de laquelle nous allons nous étendre. D'abord, disons que dans le poumon il y a un double système artériel et veineux. Les artères bronchiques sont destinées à la nutrition de l'organe ; la fonction est dévolue à l'artère pulmonaire, et chaque système artériel correspond au système veineux. Cependant il est important de rappeler que le sang des ramifications ultimes de l'artère bronchique revient au cœur par la voie des veines pulmonaires, de sorte que sur ses dernières limites l'artère bronchique devient vaisseau de nutrition et de fonction tout à la fois. Ajoutons que la bronche sus et intralobulaire reçoit les terminaisons de l'artère bronchique qui, d'après Kùttner, irradierait par ses vaisseaux capillaires à une couronne d'alvéoles qui se trouve en contact immédiat avec la bronche intralobulaire, d'où propagation facile de l'inflammation de la bronche auxal véoles avoisinants.

Le rameau de l'artère pulmonaire que nous avons vu, au niveau du pédicule sur la coupe du lobule, attaché à la bronche sus-lobulaire, pénètre avec sa satellite inséparable dans le lobule, l'accompagne dans sa distribution intralobulaire et ne la quitte qu'à sa terminaison, au moment où celle-ci s'épanouit pour former le bouquet des conduits alvéolaires des canalicules respiratoires. (Lobules primitifs de Duval.) L'artère va se subdiviser à la périphérie de l'acinus, où elle forme un premier réseau ; de celuï-ci émanent des artérioles beaucoup plus multipliées et plus ténues, qui s'avancent du contour des parois alvéolaires vers leur partie centrale, en se divisant, se subdivisant et s'anastomosant pour former un second réseau très serré. C'est dans ce dernier réseau qu'a lieu le phénomène de l'hématose. Les capillaires qui le forment n'ont souvent pas plus de 6 à 8 μ de diamètre pour les plus petits, et varient en général entre 19 et 30 μ ; les mailles qu'ils laissent libres sont si étroites que l'espace qui sépare deux capillaires est inférieur à leur diamètre, de telle sorte que ces mailles ou interstices laissés libres par les capillaires représentent par leur ensemble une surface bien moins considérable que celle que les capillaires couvrent de leurs courtes branches anastomosées.

On peut dire qu'il y a à la surface interne de l'alvéole une véritable nappe sanguine presque continue.

Ces capillaires font en effet saillie dans la cavité de l'alvéole, et ils ne sont recouverts que par de minces plaques épithéliales appartenant à des cellules dont le corps et le noyau sont comme refoulés dans les fossettes formées par les mailles du réseau. Dans les cloisons qui séparent les alvéoles, les capillaires s'anastomosent largement avec ceux de l'autre ; ceux d'un lobule primitif, s'anastomosent semblablement avec ceux du lobule voisin , et même ceux de deux segments lobulaires voisins offrent les plus étroites connexions, de sorte que les mailles de l'artère lobulaire unissent en définitive tous les segments d'un même lobule. (Joffroy.)

Tandis que l'artère est par toutes ses ramifications intra-lobulaire, les veines pulmonaires sont essentiellement interlobulaires ; en effet, les radicules veineuses qui proviennent des réseaux capillaires cheminent dans les espaces qui séparent les acini ou lobules primitifs, puis vont se réunir dans les espaces interlobulaires, de sorte que, non seulement elles unissent entre eux les divers segments d'un même lobule, mais qu'elles unissent encore ce lobule à tous les lobules adjacents (Joffroy).

D'après les recherches de Grancher, outre les vaisseaux lymphatiques du tissu propre des alvéoles formant successivement des réseaux périacineux, périlobulaires, il existe encore dans le lobule du poumon un système lymphatique, formé de gaînes lymphatiques périvasculaires comparables à celles qui entourent les vaisseaux cérébraux. Tantôt on voit autour du vaisseau un large espace qui lui forme une ceinture continue, tantôt ce sont des lacunes irrégulières, mais parfaitement closes. Ce réseau lymphatique périvasculaire ne paraît pas se prolonger jusque sur les capillaires de l'alvéole, mais se terminer sur le réseau infundibulaire en pointe aiguë et effilée, c'est-à-dire avec la tunique adventice des vaisseaux.

CHAPITRE II.

HISTORIQUE.

L'étude expérimentale des lésions broncho-pulmonaires est restée longtemps dans l'ombre, et le nombre des auteurs qui, jusqu'à ce jour, se sont occupés de la question est fort restreint. Le premier auteur qui s'occupa de cette étude est Cruveilhier, en 1826; il fit des injections de mercure dans la trachée de plusieurs animaux. Ce grand anatomo-pathologiste voulut démontrer le siège des tubercules pulmonaires, il fit plusieurs expériences, et dans une note pour servir à l'histoire des tubercules (Bulletin de la Société anatomique, tome I, 1re année, 1826) il s'exprima à peu près ainsi : « Voici des expériences qui me paraissent la démonstration positive du siège des tubercules pulmonaires dans les vésicules ; je crois aussi que ces expériences ont jeté quelque lumière sur le mécanisme de la production des tubercules et établi de la manière la plus positive que les tubercules sont, non des productions accidentelles organisées, mais le produit d'une sécrétion vicieuse de la muqueuse vésiculaire. »

Depuis cette époque, la pathologie expérimentale nous a donné quelques enseignements. Deux métho- des furent employées : les injections de matières irri- tantes dans les bronches et la section des pneumogas- triques ou des récurrents. On arrive, en effet, par le premier moyen principalement, à produire chez les ani- maux des broncho-pneumonies ayant une très grande analogie avec celles que l'on observe chez l'homme ; mais, jusqu'à présent, il a été impossible de pro- duire la pneumonie lobaire aiguë. En 1865, Trasbot et Cornil injectèrent, dans les bronches d'un chien, 3 grammes d'essence de térébenthine. L'animal vécut quatre jours, et, à l'ouverture de la poitrine, on trouva une portion du poumon droit hépatisée avec une teinte foncée noirâtre qui contrastait avec le reste du poumon resté parfaitement sain. Une partie du poumon, ayant environ le volume d'une petite noix, était hépatisée et privée d'air. Elle se montrait à la surface de la plèvre où elle faisait saillie et tranchait par sa couleur rouge, tandis que le reste du poumon était complètement sain, de couleur blanc rosé.

Jurgensen, en 1874, à l'aide d'injections de chlore, d'ammoniaque, et Dreschfeld, de Manchester, par des injections de nitrate d'argent, produisirent des bron- chites rapidement suivies de pneumonies lobulaires ai- guës.

Ces expérimentateurs obtinrent une irritation si- multanée des bronches et du parenchyme pulmonaire et de véritables noyaux de broncho-pneumonie, mais qui ne permettent pas de suivre, ainsi que nous l'ont fait re- marquer nos maîtres, Joffroy et Quinquaud, le déve-

loppement progressif et la succession des lésions multiples qu'on rencontre dans les poumons. D'après
M. Charcot, les lésions pulmonaires, observées chez les
animaux, sont réellement des broncho-pneumonies.

On a employé une seconde méthode ; on a fait la
section des pneumogastriques. Gairdner, et surtout
M. Vulpian (thèse d'agrégation, 1860), ont constaté assez souvent après la mort une accumulation plus ou
moins notable de mucosités dans les bronches, de l'emphysème vésiculaire et des noyaux de congestion et
d'induration pulmonaires tout à fait comparables aux
lésions de la pneumonie lobulaire et de l'état fœtal. Dans
ces cas, ajoute M. Vulpian, l'insùfflation restitue au tissu
altéré tous les caractères de l'état normal.

Les expériences de Boddaert (Boddaert, 1862, Mel.
path.) ont confirmé ce fait, en faisant voir que la section des nerfs vagues est suivie, non seulement d'emphysème et d'atéleçtasie, mais aussi de phlegmasie pulmonaire.

Dans d'autres expériences du même genre, Traube a
fait la même remarque ; il considère les lésions produites
comme inflammatoires et il en fait une pneumonie.
Schiff les rattache à une hyperémie vaso-motrice.

Friedlander, constatant que la section des pneumogastriques est rapidement suivie de mort, imagina de
faire la section du récurrent. Chez le lapin, cette opération a l'avantage de permettre une survie plus longue,
pouvant atteindre vingt jours, et, de plus, les résultats
obtenus sont comparables à ceux qu'on obtient par la
section des pneumogastriques.

M. Balzer, dans sa thèse, relate les expériences

qu'a entreprises M. Charcot, dans son laboratoire ; ce
professeur a contrôlé les résultats de Friedlander, déjà
confirmés par les expériences de Frey, et a constaté de
nouveau la constance des lésions bronchiques, avec hypersécrétion d'abord muqueuse, puis mucoso-purulente :
l'épithélium résiste longtemps. Un autre fait constant et
remarquable, c'est la présence de corps étrangers de diverses natures (cellules végétales, parcelles alimentaires,
poil de l'animal, épithéliums buccaux), non seulement dans
les bronches, mais même dans les cavités alvéolaires.
Steiner et Zander font jouer un rôle considérable à l'introduction des corps étrangers et admettent l'influence
vaso-motrice. Ce dernier et Michaelson signalent l'élévation consécutive et permanente d'un quart de degré
dans les poumons, constatée au moyen de la pile thermo-
électrique. Enfin, pour terminer l'historique de la broncho-pneumonie expérimentale, nous ajouterons que,
dans un autre ordre d'idées, notre maître, M. Joffroy, a
institué deux expériences pour démontrer le mode de
formation de l'atélectasie et de la splénisation. Par une
incision faite à la trachée, il introduisait des corps étrangers, en particulier de petits grains de plomb de calibres différents. Cet expérimentateur constata des foyers
très nets constitués par de la congestion, avec disparition de la crépitation, et aspect atélectasique.

En terminant la relation de ces expériences, cet expérimentateur écrit : « Ce ne sont là évidemment que des
résultats incomplets. Il reste, ajoute-t-il, à répéter, à varier ces expériences et à étudier les lésions produites à
une époque plus éloignée de leur production. »

Aussi, dans la série d'expériences que nous avons

instituées, nous tenons compte de ce désir très légitime. Par la variété des matières injectées et l'examen à des périodes successives, des lésions, nous espérons être arrivé à des résultats concluants.

CHAPITRE III.

INDICATION DE LA MÉTHODE EMPLOYÉE POUR LA NUMÉRATION DES GLOBULES ROUGES.

Pour la numération des globules sanguins des animaux en expérience, nous avons employé le compte-globules à chambre humide graduée construit sur les indications de M. Malassez par M. Verik. A ce compte-globules nous avons, sur l'avis de M. Quinquaud, introduit une petite modification.

Ce nouveau compte-globules se compose de quatre instruments principaux :

1° Un flacon de la capacité de 5 à 6 centimètres cubes fermé à l'émeri et à large col, destiné à faire les mélanges de sang et de sérum artificiel, composé de cinq parties de sulfate de soude pour cent parties d'eau distillée. La solution a au pèse-urine une densité de 1,020 environ à la température de 15 degrés centigrades ;

2° Un tube capillaire portant deux divisions et chaque division correspond à deux millimètres cubes ;

3° Une pipette spéciale de la capacité d'un centimètre cube dont la description est connue ;

4⁰ La chambre humide graduée Malassez, qui permet:
1⁰ (le couvre-objet reposant sur des vis qu'on peut faire
saillir plus ou moins au-dessus du porte-objet) d'obtenir
des préparations microscopiques de mélange sanguin,
ayant juste une épaisseur voulue; 2⁰ qui permet encore,
(le porte-objet présentant à sa surface un réseau micrométrique) de limiter avec précision des étendues déter-
minées de préparation et d'y compter facilement les
globules sanguins.

La chambre humide que nous avons employée était
réglée pour donner des préparations de 1/5 de millimètre
d'épaisseur.

Le réseau micrométrique est formé de rectangles ayant
1/5 de millimètre de haut sur 1/4 de millimètre de large.
Il en résulte que si l'épaisseur de la préparation est de
1/5 de millimètre, chacun d'eux limite un volume de
mélange égal à 1/100 de millimètre cube. Chaque rectangle est subdivisé en vingt petits carrés (cinq
rangées verticales de quatre carrés).

Mode d'emploi.

Pour obtenir le sang, nous avons toujours procédé de
la même manière afin de diminuer les chances d'erreur.
Nous avons piqué avec une lancette l'extrémité de la
patte de l'animal, au voisinage de la racine de l'ongle,
après avoir préalablement débarrassé de ses poils le lieu
d'élection de la piqûre et l'avoir essuyé convenablement
avec un linge sec. La patte a été maintenue par la main
d'un aide et n'a jamais été enserrée dans une ligature.

Toutes ces précautions ont été prises afin d'éviter les modifications qui auraient pu se produire dans la composition du sang.

Au siège de la piqûre vient alors sourdre une grosse goutte de sang dans laquelle on plonge aussitôt la pointe du tube capillaire; en aspirant doucement par le tube en caoutchouc, on fait monter le sang jusqu'à la division portant le n° 4.

Ayant ainsi mesuré ces quatre millimètres cubes de sang, on essuie l'extrémité du tube: si le trait a été dépassé, on souffle très légèrement par le tube en caoutchouc et on essuie le sang au fur et à mesure qu'il sort de la pointe du tube.

Souvent même il suffit de passer simplement la pulpe du doigt sur la pointe pour faire baisser la colonne sanguine nécessaire.

Sans tarder, car le sang se coagulerait, on introduit la pointe du tube capillaire dans le flacon mélangeur qui contient un centimètre cube de liquide à dilution mesuré avec la pipette au début de l'opération.

On fait alors sortir les 4 millimètres cubes de sang en soufflant par le tube en caoutchouc, on ferme le flacon et il ne reste plus qu'à agiter le mélangeur en tous sens pendant quelques minutes pour qu'on soit sûr de l'homogénéité du mélange.

Cela fait, avec l'extrémité du tube on prend une gouttelette que l'on dépose sur le porte-objet de la chambre humide. Sans perdre de temps, on applique la lamelle sur les vis et sur la gouttelette. Celle-ci s'aplatit de la quantité voulue. Elle doit alors occuper la plus grande partie de la surface du porte-objet et ne pas présenter de bulles d'air.

La chambre humide est alors portée sous le microscope dont le grossissement est assez fort pour que le champ microscopique embrasse au moins un rectangle tout entier. Elle est maintenue constamment dans un plan horizontal.

Numération. — On compte tous les globules compris dans un des rectangles subdivisés en petits carrés. Le mieux est de passer en revue chacune des tranches verticales de quatre carrés.

Quant à ceux qui se trouvent à cheval sur les lignes de quadrillage, il est indispensable de ne compter comme faisant partie d'un carré que ceux occupant la ligne d'en haut et celle de droite, laissant de côté ceux qui sont situés sur les autres lignes, et qui seront forcément comptés lorsqu'on fera la numération du carré sous-jacent et de celui situé à gauche.

Calculs. — Le mélange étant au 250°, c'est-à-dire, 1 millimètre cube de sang pour 250 millimètres cubes de liquide de solution ; pour avoir la quantité de globules sanguins par millimètre cube, il faut multiplier par 251, puis par 100 le nombre de globules compris dans un rectangle. Pour plus d'exactitude, on additionne le nombre de globules compris dans quatre rectangles et on prend la moyenne de cette somme, puis on multiplie par 251, et par 100.

Il est indispensable, pour éviter toute erreur de nettoyer soigneusement après chaque numération le flacon mélangeur, le tube capillaire avec le liquide de solution, puis avec l'eau distillée, et faire sécher le tout dans une étuve à 100 degrés, ainsi que nous l'avons pratiqué constamment.

DEUXIÈME PARTIE

ANATOMIE PATHOLOGIQUE

Dans cette étude anatomo-pathologique, nous examinerons successivement les lésions inflammatoires et les lésions d'ordre mécanique.

Parmi les premières, nous passerons en revue les lésions bronchiques et les lésions pulmonaires.

CHAPITRE PREMIER.

LÉSIONS INFLAMMATOIRES.

A. *Etude des lésions bronchiques.* — Dans tous les départements où le parenchyme pulmonaire est le siège de splénisation, d'hépatisation, l'arbre bronchique est enflammé et l'on peut trouver, quand les altérations pulmonaires sont généralisées, une inflammation correspondante dans la trachée et les grosses bronches. Nous voyons donc déjà que les lésions lobulaires sont subordonnées aux lésions bronchiques, et que l'altération bronchique peut être comme la lésion nécessaire dans la broncho-pneumonie.

Les altérations sont plus ou moins accusées, aussi bien dans les gros tuyaux bronchiques que dans les bronches de moindre calibre.

Leur inflammation se traduit ordinairement par une production variable de muco-pus, et ce sont les canaux qui correspondent aux noyaux de broncho-pneumonie qui sont le plus souvent remplis par les liquides muqueux ou mucoso-purulents que l'on peut facilement faire sourdre des orifices béants à l'aide d'une légère pression. Leur contenu est variable suivant la cause de l'inflammation. Tantôt c'est du muco-pus plus ou moins dense, visqueux; tantôt le liquide a une apparence jaunâtre, est spumeux, finement aéré (expérience XVI); tantôt au contraire il a une apparence panachée mucopuriforme (expérience VI) et adhère à la muqueuse.

Si on pratique une section à travers le poumon malade, on fait sortir ces divers liquides sous forme de gouttelettes, d'aspect variable, le plus souvent purulent, provenant des bronches.

Ces gouttelettes de pus qui viennent sourdre à l'orifice béant des tuyaux bronchiques pourraient faire croire à la présence de petits abcès du parenchyme (expériences VI et VIII).

Dans ce mucus bronchique, on rencontre à l'examen microscopique un grand nombre de noyaux et des hématies en grande quantité qui servent à colorer le liquide en jaune clair, ainsi que des jeunes cellules leucocytiques. Le mucus, dans ce dernier cas, ressemble tout à fait aux crachats de pneumonie (expérience VIII).

Si l'on ouvre les bronches suivant leur longueur et qu'on examine la muqueuse sous un filet d'eau qui enlève le muco-pus, on constate une phlegmasie dont l'intensité se reconnaît à l'injection de son réseau vasculaire. Cette muqueuse est congestionnée, moins consistante qu'à l'état normal et pouvant présenter un épaississement assez notable. La coloration rouge, parfois violacée, se prolonge jusque dans les petites bronches. Parfois elles présentent un petit pointillé de teinte rouge lilas (expérience XIII.)

A l'examen microscopique, on peut trouver l'épithélium cylindrique encore intact, mais il est facile de se convaincre que le réseau capillaire des bronchioles est remarquablement injecté. Quand l'inflammation est intense, la muqueuse est le siège d'un boursoufflement notable, les lésions de la paroi sont plus ou moins accentuées, tantôt sa couche conjonctive est infiltrée de leucocytes et l'inflammation a retenti au travers de la muqueuse et a produit une altération sur les éléments de la paroi variable avec l'intensité du processus phlegmasique. Autour de la bronche on constate une zone de congestion, une rougeur intense qui suit le trajet du tuyau bronchique et de l'artère pulmonaire.

Dans ces cas où la phlegmasie est considérable, on distingue très nettement sur la paroi bronchique un réseau vasculaire interne et externe très développé. Ces réseaux sont à mailles plus ou moins serrées, à direction généralement transversale.

Les glandes des bronches présentent des éléments cellulaires granuleux. Elles sont généralement hypertrophiées.

Dans certaines circonstances et surtout dans l'expérience X, à la suite d'injection d'eau saturée de chlore, la coloration de la muqueuse est tellement accentuée, tellement rouge, violacée brunâtre, qu'elle donne lieu à une apparence ecchymotique. A la surface de la muqueuse, il y a du muco-pus qui est légèrement sanguinolent, on y remarque de vastes arborisations vasculaires qui existent sur la trachée et sur les bronches (expérience XVI). On voit la rougeur se distribuer le long des canaux bronchiques et on peut facilement constater par places que les hématies sont sorties hors des vaisseaux.

Dans l'expérience X, la vascularisation est tellement augmentée que ce ne sont plus des réseaux, mais des plaques rouges disséminées ou une nappe uniformément violacée.

Que l'inflammation des bronches au lieu de rester limitée aux canaux de gros et de moyen calibre se propage et irradie aux dernières divisions bronchiques, la bronchite capillaire sera constituée et cette généralisation de l'inflammation la caractérise essentiellement; il en est de même de l'abondance de l'exsudat muco-purulent.

La persistance des lésions inflammatoires favorisées par la rétention des produits accumulés dans les bronches aboutit rapidement à la destruction des divers éléments du conduit et par suite à sa dilatation plus ou moins prononcée; la présence des sécrétions purulentes dans les bronchioles, l'irradiation de la phlegmasie aux bronches lobulaires, aux conduits alvéolaires, aux alvéoles qui les terminent entraîneront à leur suite une série de lésions que nous allons passer en revue.

B. *Granulations purulentes.* — Sous cette dénomination, nous englobons toutes les lésions pulmonaires décrites par les différents auteurs sous les noms de grains jaunes, granulations purulentes, par MM. Fauvel, Hardy et Béhier, de vacuoles, par Barrier ; ou encore sous celui de bronchite ou pneumonie vésiculaire par MM. Rillet et Barthez, pensant que toutes ces dénominations ne sont que les divers degrés d'un même processus, suppuratif, soit que le globule purulent apparaisse à l'état isolé sous l'apparence d'un point microscopique, soit qu'un alvéole rempli de globules de pus se montre sous un aspect plus volumineux et constitue par ce fait le grain jaune, soit encore que cette suppuration s'étendant à tout un acinus ou à un lobule pulmonaire, produise ce que certains auteúrs dénomment suivant l'étendue vacuole, abcès bronchiaux (Gairdner), et encore abcès pulmonaires.

La présence du pus, dans les alvéoles de l'acinus dans les conduits alvéolaires, la bronche acineuse constitue donc essentiellement la granulation purulente.

Cette lésion se montre soit à la surface pleurale des poumons, soit dans l'intérieur d'un lobe sous forme de nombreux foyers purulents, disséminés, d'apparence jaunâtre, grisâtre, arrondis, faisant une légère saillie sous la plèvre et dont le volume varie depuis un point miliaire jusqu'à celui d'un petit pois. Quand ces granulations revêtent le caractère miliaire, qu'elles apparaissent sous forme de points jaunâtres sous la plèvre, de la grosseur d'une tête d'épingle, on pourrait facilement les confondre avec des granulations tuberculeuses (expériences V, VI). Ces grains sont dans ce cas les uns assez volumineux, les autres petits, miliaires, confluents ou isolés. A la coupe (expérience V), on voit des points granuleux, grenus, irréguliers ; ce sont des points de pneumonie vésiculaire. Malgré leur analogie avec des tubercules miliaires, ces granulations s'en · distinguent facilement. En ouvrant ces points nodulaires avec la pointe d'un bistouri, il s'en écoule un liquide muco-purulent.

Dans les régions où on rencontre ces granulations jaunâtres, le tissu pulmonaire est le siège d'une atélectasie assez appréciable ; parfois il n'y a aucune autre lésion. Mais les bronches correspondantes aux granulations sont remplies par un exsudat muco-purulent. Par l'insufflation, il est difficile, nous dirons même impossible, de les faire disparaître.

Les granulations résistent et leur sensation de dureté, leur légère saillie, leur teinte grisâtre les feront facilement découvrir au milieu du tissu distendu où elles sont disséminées.

Si on isole du parenchyme une zone grisâtre et qu'on la plonge dans l'eau, on constate qu'en raison de sa grande densité elle gagne rapidement le fond du vase. Cette zone grisâtre, ainsi que nous l'avons fait pressentir précédemment, peut atteindre le volume d'une grosse lentille. Dans ce cas il n'est pas rare de rencontrer à ce niveau des cavernules de la grandeur d'une lentille avec liquide d'un gris jaunâtre et entourées d'une zone inflammatoire de quelques millimètres d'épaisseur. Les cavités les plus grandes qui apparaissent sous la plèvre avec l'apparence d'une teinte verdâtre et entourée d'une zone lilas renferment un peu d'air. Leur paroi à l'extérieur est formée par la plèvre épaissie et par une portion de tissu grisâtre, profondément altéré.

La surface des cavernules est légèrement anfractueuse (expérience XIII).

Tels sont au point de vue macroscopique les principaux caractères de la granulation purulente considérée dans toutes ses phases évolutives et suivant ses divers états de grosseur.

De nombreuses discussions ont été soulevées au sujet de la production de ces altérations et plusieurs théories, que nous rappellerons plus loin, ont pris naissance. Mais avant de nous occuper de la question pathogénique et de déterminer à notre point de vue la valeur des théories en présence, nous allons exposer les résultats histologiques auxquels nos recherches microscopiques associées à celles de notre maître M. Quinquaud nous ont conduits.

Et d'abord nous donnerons une description des granulations miliaires, de ces pseudo-tubercules que nous avons eu l'occasion de constater dans diverses expériences. IV, V, VI, VIII, XVI.

Ces pseudo-tubercules produits par irritation ont une constitution histologique qui varie suivant le moment où on les observe. Au début, les granulations sont rouges et constituées surtout par la dilatation vasculaire et un léger exsudat albumineux dans les alvéoles.

Plus tard, l'état nodulaire jaune est surtout constitué par une multiplication de cellules épithéliales avec dégénérescence granulo-graisseuse ; on trouve également une tuméfaction avec augmentation de volume de ces cel-

lules accompagnées de leucocytes et d'un exsudat albumino-fibrineux.

Les parois alvéolaires sont congestionnées, mais leurs
éléments n'ont pas proliféré. C'est à cette phase que ces
lésions ont le plus d'analogie avec les granulations tuberculeuses ; mais l'examen histologique démontre que
la constitution n'est pas la même.

Un peu plus tard ils deviennent moins durs, les leucocytes y étant plus nombreux et c'est à ce moment que
par la pression on peut en faire sourdre une gouttelette
de pus. N'est-ce pas là la lésion décrite par les auteurs
sous le nom de *grain jaune*?

Dans les expériences VI et VIII, nous avons reproduit par nos injections de mercure des lésions qui ont
une analogie frappante avec les tubercules et que
Cruveilhier avait déjà obtenues en 1826 par le même
procédé, expérience IX. Dans cette série d'expériences,
lorsqu'on examine à l'état frais histologiquement ces
nodules pseudo-tuberculeux, on voit, surtout après la
coloration par le picro-carminate, une augmentation du
nombre des cellules épithéliales, qui sont gonflées et ont
augmenté du tiers ou de la moitié de leur volume ; l'espace clair laissé entre le noyau et la périphérie est plus
considérable ; de plus on aperçoit des granulations graisseuses nombreuses, parfois conglomérées, sousforme de
corps granuleux, qui ne sont autre chose le plus souvent
que des cellules épithéliales dégénérées.

Sur une coupe qui a durci successivement dans l'alcool, l'acide picrique, la gomme et l'alcool, on constate
d'abord à la loupe le même aspect noduleux de pseudo-
tubercules d'un blanc jaunâtre avec tous les caractères

énoncés plus haut et tranchant nettement sur la couleur rouge du tissu ambiant. Au point de vue de l'anatomie topographique, on reconnaît que les nódules sont tantôt à l'extrémité des bronchioles lobulaires, tantôt sur leur trajet, formant parfois de petites grappes péribronchiques.

Au point de vue clinique il est donc très important de voir que certaines pneumonies lobulaires ressemblent en tous points à celles que nous avons produites expérimentalement. Les pneumonies vésiculaires en sont un type et, dans ces cas, les points miliaires qu'on a l'occasion d'observer ont une analogie frappante avec les granulations tuberculeuses. Il est donc permis de supposer au point de vue pathogénique que dans les pneumonies lobulaires il doit exister des corps irritants le plus souvent venus des bronches et qui, placés dans les alvéoles pulmonaires, irritent les éléments épithéliaux et donnent lieu à cette variété de granulations que nous venons de décrire.

A une période plus avancée, les vésicules pulmonaires contiennent des cellules épithéliales granuleuses et au milieu de ces dernières on rencontre des leucocytes. Ces points purulents se touchent, se réunissent ; les parois de l'alvéole subissent un certain degré d'altération, les alvéoles eux-mêmes par suite de cette destruction communiquent entre eux, le lobule entier est envahi, et la *vacuole* proprement dite est constituée.

Par cette description, la filiation que nous établissons entre le grain jaune et la vacuole nous semble complètement justifiée.

Du reste, Barrier, Legendre, Bailly et la plupart des

auteurs considèrent la vacuole comme un degré plus avancé du grain jaune.

Le processus de la vacuôle pour MM. Rilliet et Barthez, pour MM. Hardy et Behier, pour MM. Vulpian et Balzer, se rapprocherait beaucoup de celui qui préside à la formation de l'emphysème. MM. West et Damaschino admettent à peu près le même mode pathogénique. La destruction des parois alvéolaires, remplies de pus dans une étendue variable, présiderait à la formation de la vacuole.

Dans les cas que nous avons eu l'occasion d'observer, nous avons constaté que la périphérie de ces cavités était entourée d'une zone inflammatoire d'un blanc jaunâtre, d'un millimètre à peu près d'épaisseur, et qu'autour il existait une zone de congestion. Au milieu de ces cavernules on trouve un liquide sanieux analogue à de la lie de vin et contenant :

1° Des hématies déformées, altérées ;

2° Une matière colorante du sang en dissolution granuleuse sur un grand nombre de points ;

3° Des leucocytes nombreux ;

4° Quelques fibres élastiques montrant bien qu'il s'agit là d'une destruction du parenchyme (expérience XVI).

Autour de ces points on observe une auréole inflammatoire de trois millimètres d'épaisseur. Dans certains points, le parenchyme pulmonaire paraît escarifié et a une apparence gangréneuse ; l'odeur fétide des éléments pigmentaires, du liquide sanieux qu'on y rencontre, plaide en faveur de cette manière de voir.

Toutes les divergences qui existent entre les auteurs

au sujet de la vacuole se retrouvent quand il s'agit du grain jaune. Plusieurs hypothèses sont en présence : Pour Fauvel, Ziemssen, Hardy et Béhier, les cellules et leucocytes sont entraînés à chaque effort inspiratoire, abandonnent les divisions bronchiques et pénètrent dans les alvéoles pulmonaires. Quant à l'air qui se trouvait emprisonné derrière ce bouchon purulent, il a disparu, soit résorbé sur place, soit chassé par les efforts d'expiration, plus puissants, comme on le sait, que ceux de l'inspiration (Joffroy, th. ag., 80, page 33). D'après nos recherches nous admettons que le pus a pénétré dans les alvéoles par le mécanisme énoncé ci-dessus, expériences VII, IX, etc; mais nous pensons que l'air a été resorbé et non chassé par les mouvements expiratoires. Car dans les départements où le pus injecté est resté dans les bronchioles qu'il obstruait complètement, sans pénétrer dans les acini, il existait toujours de l'atélectasie. Du reste, nous reviendrons sur ce point quand nous traiterons de l'atélectasie.

Dans la seconde hypothèse, la majorité des micrographes, Legendre et Bailly, Lebert, Rilliet et Barthez, Vulpian, Cornil, Damaschino, Quinquaud, admettent que les produits cellulaires qui ont produit la dilatation de l'alvéole ont pris naissance sur place et qu'ils se sont formés aux dépens des éléments constitutifs de l'alvéole.

La pénétration du muco-pus dans les alvéoles est un fait indéniable. De même les poussières, les corps étrangers pénètrent jusque dans les acini, de même les leucocytes pourront y arriver par le même processus qui n'en est pas moins exceptionnel; d'autre part, il est rationnel d'admettre que le processus inflammatoire se propage des bronches capillaires aux alvéoles. Nous avons été à même de suivre ce processus dans l'expérience XVI, où nous avons constaté la concomitance des lésions inflammatoires de l'alvéole et des bronchioles. Dans celles-ci, on y trouve un exsudat muco-puriforme et albumineux, et sur une coupe qui a durci successivement dans l'alcool, la gomme, et enfin dans l'alcool, ce sont des petits cylindres dans lesquels on trouve des filaments de mucine englobant des leucocytes et des cellules épithéliales. Dans ceux-là, il existe une tuméfaction très nette avec état granuleux, trouble des éléments épithéliaux et des cellules granulo-graisseuses qui distendent les alvéoles. Tous ces éléments sont mélangés de nombreux leucocytes.

Dans la seconde théorie, les éléments cellulaires naîtraient sur place ; et, en effet, pour nous, pour M. Quinquaud, on est en présence d'une alvéolite, d'une pneumonie vésiculaire justiciable de la présence des corps étrangers irritants introduits accidentellement ou expérimentalement dans les ampoules acineuses.

C. *Noyaux de broncho-pneumonié.* — Nous arrivons maintenant à la description des noyaux de broncho-pneumonie qui succèdent toujours à la bronchite. Celle-ci engendre la broncho-pneumonie dont la répartition des noyaux est nettement en rapport avec les lésions bronchiques. Partout où nous avons constaté les nodules broncho-pneumoniques, partout marchait parallèlement la lésion de la bronche. Les lésions broncho-pneumoniques expérimentales peuvent occuper les différents points du parenchyme; elles siègent là où nos injections ont porté. Le nombre, le siège ne doivent donc pas nous arrêter. La dimension du noyau est variable, pouvant aller du volume d'une lentille à celui d'une noix. Sa forme varie suivant sa situation. Arrondi, ovalaire au centre du parenchyme, il affectera la forme d'une pyramide, d'un coin, s'il siège sur les bords.

Observé dans la profondeur du poumon, le noyau apparaît sur la coupe avec une teinte d'un rouge violet, foncé, et séparé d'autres points présentant une teinte rouge sombre, par des zones d'un rouge plus clair. Quand les noyaux broncho-pneumoniques sont nombreux, la coloration de la coupe est bigarrée, marbrée de brun et de rouge clair.

Superficiels, ils apparaissent saillants, au-dessus des parties voisines, sous forme de petits monticules qui, dans certaines circonstances, rappellent parfaitement la forme mamelonnée très accentuée. Au niveau de ces monticules dépassant la surface pulmonaire, on constate des adhérences de nature fibreuse parfois très épaisses (expérience II). La plèvre est parcourue par des réseaux vasculaires de nouvelle formation parfois considérables et répandus sur toute la surface du poumon induré.

La division lobulaire est très nettement dessinée par les travées du tissu conjonctif qui ont subi un épaississement notable.

Quand les points nodulaires sont enfouis dans l'épaisseur du poumon, leur présence se révèle à la palpation, sous forme de petits nodules indurés et roulant pour ainsi dire sous le doigt. On éprouve au toucher la même sensation quand les noyaux sont situés sous la plèvre.

A la coupe, le tissu pulmonaire est résistant et présente la coloration rouge sombre déjà signalée ; sur ce fond ainsi coloré se dessinent des zones où la coloration est beaucoup plus foncée ; ces parties correspondent aux noyaux de broncho-pneumonie disséminés au milieu des parties splénisées. Quelquefois, la coloration est noirâtre, a une apparence ecchymotique et présente beaucoup d'analogie avec les noyaux d'apoplexie pulmonaire. Dans ces cas, il y a une congestion intense, une véritable hémorrhagie dans le noyau ; ces foyers hémorrhagiques d'ecchymoses multiples punctiformes ont été rencontrés dans l'expérience X.

Quand les noyaux sous-pleuraux sont le siège d'une congestion énorme, ils se présentent à la vue sous l'apparence de taches ecchymotiques noirâtres et de forme ovalaire.

Sur une coupe, par le raclage, on fait écouler un liquide dont la teinte varie suivant le degré inflammatoire. Il est composé surtout de sang s'il s'agit de noyaux de teinte rouge acajou ; au contraire, s'il présente une coloration jaunâtre ou grisâtre, le scalpel enlève une matière épaisse, blanchâtre, composée surtout de leucocytes. Si on projette dans l'eau un de ces noyaux, on le voit immédiatement gagner le fond. Leur densité est donc très grande et ils résistent complètement à l'insufflation. Dans ce cas, ils apparaissent sous forme d'un noyau rougeâtre, contrastant avec la zone périphérique qui a une teinte rosée pâle à la suite de l'insufflation. Si on saisit le noyau entre les doigts, on constate qu'il est dur, résistant ; mais il cède assez facilement à une pression modérée. La surface de coupe est lisse, le plus souvent granuleuse. Les granulations se voient très nettement à la loupe, à l'aide de laquelle on peut les suivre entourant les bronchioles jusqu'à leurs divisions les plus petites. Les régions occupées par les lésions de la broncho-pneumonie ont une densité supérieure à celles indemnes de toute altération.

Le *volume* de ces parties est diminué. C'est ce que nous avons eu l'occasion de vérifier dans plusieurs circonstances, mais surtout d'une façon nette et précise dans l'expérience II, où, pour un poids de *vingt-deux* grammes, le lobe lésé déplaçait en volume *vingt centimètres* cubes, tandis que la partie homologue, moins atteinte, pesait *vingt* et déplaçait un volume d'eau de *vingt et un* centimètres cubes.

On peut reconnaître et étudier plusieurs degrés correspondant à ceux de la pneumonie franche, et ces altérations anatomiques offrent un aspect macroscopique et microscopique différents, suivant la période d'évolution de la broncho-pneumonie.

A la période de congestion, le tissu pulmonaire offre une teinte uniforme, d'un rouge brun violet ; les nodules congestionnés apparaissent sous l'aspect de taches ecchymotiques, punctiformes, parfois d'aspect noirâtre, aussi bien sous la plèvre que dans les profondeurs du parenchyme. Les cloisons interlobulaires ne sont pas apparentes et sont également injectées. La crépitation a en partie disparu, la densité ne paraît pas augmentée notablement ; un petit morceau de tissu flotte, se maintient au milieu du liquide. Par l'insufflation, on peut rendre, mais avec beaucoup de peine, l'aspect normal au tissu qui redevient crépitant par places.

Une coupe, pratiquée dans les zones affectées, fait voir les lobules pressés les uns contre les autres ; par les surfaces sectionnées, il s'écoule un liquide sanguinolent, légèrement aéré. A la loupe et au microscope, on reconnaît la turgescence du réseau vasculaire. Tous les capillaires sanguins sont gonflés, distendus et gorgés de sang. La congestion des vaisseaux pulmonaires est très manifeste, et ce fait est noté surtout quand les nodules siègent à la superficie, où on peut constater une vive injection de la plèvre pulmonaire.

A la période dite d'hépatisation rouge, ce qui domine également, c'est la distension des réseaux vasculaires. Le noyau est dur, résistant au doigt, soit sous la plèvre ou à la surface d'une coupe. L'aspect extérieur n'est pas tout à fait le même. Les nodules sont perçus nettement, ils paraissent faire une saillie très appréciable. L'insufflation ne peut rendre au parenchyme son aspect et sa couleur normales. A la coupe, le tissu présente un aspect grenu.

Les travées conjonctives périlobulaires sont accusées et montrent dans tout son éclat la division lobulaire. Les parois bronchiques et vasculaires sont conservées ; il n'y a plus de crépitation. Le liquide qui s'écoule de la surface de coupe n'est pas aéré. Le poids spécifique est notablement augmenté ; un petit cube de tissu hépatisé gagne rapidement le fond de l'eau. Si le noyau est superficiel, la plèvre est épaissie et parcourue par des réseaux vasculaires de nouvelle formation ; elle est recouverte d'un mince exsudat blanchâtre.

A ce deuxième degré, l'examen microscopique fait voir, au niveau des noyaux, la plèvre épaissie et entre eux le tissu conjonctif plus accusé, qui exagère la division lobulaire du poumon. La congestion vasculaire persiste, et la rougeur est en rapport avec le trajet des bronches sur lesquelles on aperçoit un réseau vasculaire interne et externe très développé, sous l'apparence de deux cercles concentriques.

Les capillaires des parois alvéolaires sont distendus par les hématies et dessinent des anses qui font saillie dans la cavité alvéolaire où on trouve des globules rouges et un nombre variable de leucocytes.

La bronche est profondément altérée, elle a subi un certain degré de dilatation; la paroi est d'un gris demi-transparent, entouré de tissu hépatisé et splénisé. Le contenu est composé de mucine, englobant des leucocytes et des cellules épithéliales. La zone qui entoure la bronchiole et qui présente une teinte d'un blanc grisâtre est du tissu hépatisé, et correspond au nodule péribronchique, décrit par Charcot. Cette zone est constituée par les alvéoles pulmonaires enflammés, qui sont remplis de leucocytes et de cellules épithéliales englobés dans une substance albumineuse. Les parois des alvéoles peuvent même avoir subi un commencement d'infiltration, et on aperçoit alors moins distinctement les contours alvéolaires.

A la période dite d'hépatisation grise, la couleur n'est pas uniforme ; çà et là on retrouve quelques lobules d'un gris jaunâtre, entourés d'une zone rouge. A la surface de la plèvre, on voit des zones d'un rouge sombre au centre desquelles existe un point grisâtre en voie de ramollissement. Les parties périphériques offrent un aspect rouge violacé ; cette zone de congestion peut avoir une épaisseur variable.

Ces colorations diverses donnent au poumon un aspect marbré vraiment spécial.

La densité du noyau est restée considérable.

L'apparence lobulée est encore plus manifeste.

La plèvre est également très altérée. Les portions pulmonaires affectées sont complètement réfractaires à l'insufflation. A la coupe, par le raclage, le scalpel entraîne une matière homogène, grisâtre ; la surface a une apparence plus sèche que dans la période d'hépatisation rouge.

A l'aide de la loupe, on reconnaît très nettement au milieu des points gris jaunâtre l'orifice de la bronche, dont la paroi d'un gris transparent paraît subir un commencement d'infiltration.

On peut faire, par une pression modérée, sourdre de l'orifice béant de la bronche et de la zone hépatisée une gouttelette purulente. Quand le ramollissement purulent a amené la destruction du parenchyme, le pus peut se collecter, de petites cavités apparaissent, et les vacuoles pulmonaires, les abcès bronchiques que nous avons étudiés précédemment sont formés de cette façon.

Le noyau d'hépatisation grise est examiné successivement à un faible, puis à un fort grossissement. On constate que les cloisons celluleuses des espaces interlobulaires sont épaissies. Au centre du lobule, on distingue la bronche remplie par un exsudat muco-puriforme, et dont les éléments de la paroi dissociés, comprimés et envahis par l'infiltration purulente, ne tardent pas à disparaître. Autour de la bronche et de l'artère, le tissu est

infiltré de leucocytes ; le nodule péribronchique, conséquence de l'inflammation de la bronche, parcourt les
différentes phases suivies par celle-ci. Les alvéoles circonvoisins sont remplis en grande partie par les leucocytes qui se pressent les uns contre les autres et des
cellules granulo-graisseuses ; leurs parois, elles-mêmes,
sont le siège d'une infiltration assez notable.

Toutes ces parties sont entourées d'une zone rougeâtre, irrégulièrement épaisse, et qui n'est autre que de la
splénisation, lésion inflammatoire qui nous reste à décrire.

D. *Splénisation*. — Une seconde lésion consécutive à la
lésion de la bronche et qui diffère complètement de
celles que nous venons d'étudier est la splénisation, où
l'on retrouve un processus aussi actif que dans la pneumonie lobulaire dont les lésions sont réellement profondes et parenchymateuses. La splénisation au contraire
est anatomiquement constituée par des lésions de surface
et il n'y a pas longtemps qu'on est édifié sur la nature
de cette altération que l'on a désignée ainsi à cause de la
ressemblance grossière qui existe entre le tissu splénisé
et celui de la rate. Elle consiste essentiellement en une
inflammation épithéliale siégeant dans les alvéoles pulmonaires : c'est une pneumonie épithéliale ou catarrhale.

Macroscopiquement, la splénisation se montre en foyers
plus ou moins étendus ; le volume est variable. Quand
le foyer est superficiel, il révèle sa présence à l'extérieur
par une coloration violacée qui s'étale par plaques irrégulières à la surface du poumon. A la coupe, au milieu

d'un tissu congestionné, œdématié, le foyer de splénisation se reconnaît à la coloration rouge sombre, qui,
vers la périphérie du foyer, se confond insensiblement
avec celle du tissu pulmonaire voisin. La surface de
section est lisse et laisse sourdre un liquide peu abondant, séro-sanguinolent et légèrement aéré. Le parenchyme pulmonaire splénisé présente un certain degré
de résistance que l'on ne rencontre pas dans les points
simplement congestionnés. Si on le presse entre les
doigts, on constate que la crépitation a très notablement
diminué, ou presque disparu. Le tissu, soumis à l'épreuve
de l'eau, plonge imparfaitement.

L'insufflation modifie les tissus splénisés et leur rend
leur caractère et coloration normales. Mais ce résultat
ne s'obtient qu'avec beaucoup de difficulté et incomplètement.

Sous l'influence de la pression, indépendamment du
liquide séro-sanguin, le scalpel entraîne des traînées de
muco-pus qui proviennent des canaux bronchiques.
Toujours, en effet, on constate l'inflammation muco-
purulente des bronches qui correspondent aux parties
splénisées. MM. Vulpian et Joffroy ont également signalé
ce fait.

Sur le fond rouge violacé de cette splénisation on dis-
tiugue çà et là des points saillants, grisâtres, denses,
granuleux (c'est le nodule péribronchique de Charcot);
aussi ce dernier auteur a-t-il pu comparer avec justesse
l'aspect du lobule hépatisé et splénisé à une mer semée
d'îlots, et dans laquelle les différentes parties solides ou
liquides peuvent varier d'étendue successivement et suivant le moment où on les considère (Balzer).

Microscopiquement, dans la splénisation ou pneumonie uniforme, à l'état frais ainsi que cela résulte de nos recherches histologiques, contrôlées par notre maître M. Quinquaud, il existe une congestion vasculaire intense; les réseaux capillaires sont gorgés d'hématies; on voit une tuméfaction considérable des alvéoles, de telle sorte que les parois se touchent. Lorsqu'on examine les éléments, on reconnaît indépendamment de la congestion que les cellules épithéliales ont augmenté de nombre, sont plus granulo-graisseuses qu'à l'état normal. Les alvéoles contiennent des leucocytes en nombre variable et quelques hématies. Toutefois, malgré cette multiplication épithéliale et cette altération cellulaire, les vésicules ne sont pas encore distendues par de nouveaux éléments. Expériences V, XVI.

Les parois alvéolaires sont congestionnées, mais leurs éléments n'ont pas proliféré. Les bronchioles lobulaires présentent les mêmes altérations et contiennent des cellules épithéliales en assez grand nombre, quelques leucocytes et des filaments de mucine.

A l'exemple d'un de nos maîtres, M. Joffroy, nous envisageons d'une façon tout à fait différente les zones splénisées et les noyaux de broncho-pneumonie; nous n'établissons aucune corrélation entre ces deux lésions qui nous paraissent complètement indépendantes l'une de l'autre.

Nous sommes loin de regarder la splénisation comme représentant le second degré de la broncho-pneumonie.

Pour MM. Charcot et Joffroy, les noyaux de broncho-pneumonie constituent deux lésions différentes; elles peuvent être associées, elles sont toutes deux de nature inflammatoire : l'une dépendant d'une inflammation phlegmoneuse ou plutôt phlegmasique, et l'autre d'une inflammation épithéliale. Chacune de ces lésions reconnaît un mode pathogénique différent, et, ajoute M. Joffroy : « Le noyau de broncho-pneumonie avec ses nodules péribronchiques se rattache à une inflammation phlegmoneuse de la bronche intralobulaire. »

Le foyer de splénisation se rattache à l'oblitération des bronches correspondant aux parties splénisées.

D'où l'on peut déduire ce fait que des noyaux d'induration pneumonique pourront se développer dans les parties splénisées, si l'inflammation purulente des bronches moyennes se propage dans quelques bronches capillaires. C'est ce que l'on observe habituellement ; mais on ne doit pas considérer ce fait comme prouvant la subordination du noyau de broncho-pneumonie à la splénisation, au point de vue du degré de la lésion.

Sans doute la splénisation, se rattachant à l'oblitération de bronches relativement volumineuses, précédera l'induration pneumonique, liée au phlegmon de la bronche capillaire, mais il ne s'agira plus que d'une relation chronologique ; il y aura succession de deux états inflammatoires de nature différente, évoluant chacun suivant sa nature particulière.

Quelques auteurs, MM. Rilliet et Barthez, Vulpian, Damaschino, Joffroy, admettent le caractère inflammatoire de la splénisation, et M. Vulpian fait remarquer, pour démontrer cette nature inflammatoire toujours accompagnée d'une certaine congestion, que « son apparition coïncide avec une élévation thermique. » Th. agr., 60, p. 27.

Cette idée a été adoptée et défendue en France par Charcot dans ses savants cours professés à la Faculté de Paris. A l'étranger, cette manière de voir a été combattue par M. Köster qui a nié, devant l'Association des naturalistes réunie à Bonn, l'existence de la pneumonie catarrhale.

A l'exemple des auteurs précédents et de notre maître M. Quinquaud, nous rattacherons donc le noyau bronchopneumonique à une irritation intense née dans la bronche. L'inflammation bronchique irradie aux zones péribronchiques ; d'abord, épithéliale superficielle, elle envahit l'épaisseure la bronche et se propage aux alvéoles circonvoisins.

Quant à la splénisation, nous la constaterons toujours et d'une façon très nette quand il y a production de mucopus dans les bronchioles.

L'inflammation de ce point s'étend aux bronches capillaires et donne naissance à la pneumonie épithéliale. Son existence pour nous ressortit donc non seulement à l'oblitération des bronches, mais encore à l'élément inflammatoire développé au siège de l'oblitération et qui de là s'est propagé dans les ramifications les plus fines et a atteint les conduits alvéolaires.

E. *Lésions de la plèvre.* — Nous avons signalé dans le cours de nos descriptions précédentes les lésions de la plèvre qui ne reste pas étrangère au travail phlegmasique qui s'opère dans le parenchyme pulmonaire. Nous n'avons pas toujours eu l'occasion d'observer la pleurésie dans toutes nos recherches expérimentales.

La plèvre est souvent indemne de toute exsudation;

dans certaines circonstances, nous avons noté une injection marquée du réseau vasculaire pleural.

Quand les points affectés sont superficiels et que la maladie a duré un certain temps, les parties pleurales correspondantes sont recouvertes d'une couche mince de fausses membranes qui présentent un aspect grisâtre et légèrement transparent. D'autres fois l'inflammation prend une importance plus grande; la plèvre pariétale se prend à son tour; l'injection vasculaire est des plus intenses et se décèle sous la forme d'arborisations vasculaires fines et nombreuses. Il se produit avec des fausses membranes assez épaisses, assez résistantes, un épanchement dont l'abondance peut varier et qui se collecte dans les parties déclives en avant et en bas. (Expérience XVI.)

F. *Lésions des ganglions*. — L'inflammation des ganglions lymphatiques peut être regardée comme la règle dans les lésions que nous avons produites. Ils présentent une tuméfaction notable; une coloration violacée d'un rouge brun. Il est rare d'en trouver qui soient ramollis et infiltrés de pus.

G. *Cœur*. — Les cavités cardiaques sont ordinairement dilatées et remplies de sang d'une coloration noirâtre à demi coagulé, ayant parfois l'aspect gelée de groseille.

Parfois, au contraire, le caillot a une apparence grisâtre, jaunâtre, fibrineuse.

Le plus souvent toutes les cavités du cœur sont distendues, et l'organe paraît être augmenté de volume. (Expérience XIII.)

CHAPITRE II.

LÉSIONS MÉCANIQUES.

A. *Emphysème.* — La modification du parenchyme qui survient dans le cours de la broncho-pneumonie et dont la production est toute mécanique, l'emphysème pulmonaire, peut s'observer sous ses deux formes. La forme vésiculaire est la plus fréquente et, en effet, c'est elle que nous avons presque toujours rencontrée dans la plupart de nos autopsies. La variété interlobulaire est plus rare.

Le poumon emphysémateux a perdu son élasticité, il paraît distendu, d'une teinte gris rosé, il est très léger et, à la palpation, il présente une sensation de mollesse particulière ; il semble que le doigt glisse sur un duvet. Les points emphysémateux peuvent être agglomérés séparés par des parties blanchâtres, pâles. Cette lésion succède évidemment à la dyspnée, aux efforts violents, à l'augmentation brusque et considérable des mouvements respiratoires. La pression de l'air se fait sur les acini avec une grande violence pendant les mouvements respiratoires ; ceux-ci se dilatent et l'emphysème vésiculaire est constitué. A cet emphysème on a ajouté le qualificatif de supplémentaire.

Autour des zones hépatisées, on peut observer aussi des vésicules emphysémateuses qui dans certains points apparaissent sous forme d'une couronne de bulles.

D'après Gairdner, l'affaissement des parties pulmonaires atélectasiées, splénisées et hépatisées produit un vide qui doit être compensé par la saillie de l'augmentation de capacité et de surface des alvéoles pulmonaires.

A côté de l'emphysème vésiculaire, on constate fréquemment que la plèvre est soulevée par des grosses bulles d'air qui se présentent sous forme de plaques blanc grisâtre, paraissant dues probablement à la réunion de plusieurs bulles aériennes et ayant plus d'un centimètre de largeur. Ces dilatations ampullaires sont situées soit dans le tissu cellulaire interlobulaire, soit dans la plèvre qu'elles décollent progressivement.

Elles forment parfois des traînées qui occupent soit le bord des poumons, soit un lobe presque entier. (Expérience II.)

Cette variété emphysémateuse peut se généraliser et déterminer la mort très rapidement. (Expérience XIV.)

Nous avons observé ces lésions emphysémateuses dans la plupart des autopsies que nous avons pratiquées chez nos animaux en expérience; mais l'emphysème vésiculaire et interlobaire a été surtout manifeste dans l'expérience I.

L'examen microscopique ne dénote aucune trace de lésions inflammatoires nettes dans les alvéoles. Tout au plus l'épithélium des portions atélectasiées qui siègent à côté des nodules emphysémateux a-t-il subi de légères altérations consistant en un très léger degré de tuméfaction avec état granuleux.

Dans l'expérience que nous relatons ici, nous avons produit des lésions qui appartiennent principalement à l'emphysème vésiculaire et, quant au mécanisme de sa production, nous admettons qu'il faut en rechercher la cause dans l'augmentation brusque et considérable survenue dans la pression des alvéoles pendant les efforts respiratoires. Nous voyons donc que la formation de l'emphysème est placé directement sous la dépendance des phénomènes mécaniques.

Expérience I.

Chien épagneul.— Trachéotomie.— Introduction d'une sonde en gomme dans la trachée et les bronches et injection de poudre de *lycopode* en suspension dans l'eau. 20 centimètres cubes d'eau distillée environ. — Durée de l'expérience, deux mois.

9 juin. — Injection de poudre de Lycopode.

L'injection pratiquée, l'animal tousse pendant un certain temps, puis il fait des efforts et a même plusieurs vomissements. La température prise avant l'opération, le chien étant fixé sur la table à expérience, donne 39°,4.

10 juin. Le lendemain de l'opération, l'auscultation ne décèle aucun changement dans le fonctionnement de l'appareil respiratoire. La toux a disparu.

11. T. 38°,5. La respiration est normale. La numération des globules rouges donne 6,144,200.

12. T. 30°,4.

14. T. 38°,7. Nouvelle injection de la même quantité d'eau distillée tenant en suspension de la poudre de lycopode. Temp. après expérience, 39°,7. Même accès de toux et efforts de vomissements.

14. T. 38,4.

15. T. 38,9.

16. T. 38,7.

17. T. 39.

18. T. 39.

19. T. 39,1.

20. T. 39.

21. T. 38,6.

22. T. 38,2. Injection do poudre de lycopode. Pas de modifications dans la respiration.

L'animal subit un amaigrissement notable

23. T. 39.

24. T. 39.

25. T. 39,1.

26. T. 39,3.

27. T. 38,6.

28. T. 38,8.

29. T. 38,8. Injection de poudre de lycopode. La numération des globules donne 5,948,700.

30. T. 38,8.

31. T. 38,2.

1er juillet. T. 38,8.

2. T. 38,9.

3. T. 39,2.

4. T. 39,2.

5. T. 39,9. L'auscultation décèle de la rudesse dans le murmure respiratoire.

6. T. 39. L'expiration est prolongée. Rien d'anormal à la percussion.

7. T. 38,5.

8. T. 38,4.

9. T. 38,4,

10. T. 38,2.

11. T. 38,5.

12. T. 39.

13. T. 38;8. L'animal est fixé sur la table d'opération. Sa température s'élève à 39,4 avant une nouvelle injection de poudre de lycopode et descend à 39,2 aussitôt après. La numération des globules rouges donne 5,095,300.

L'animal paraît engraissé. Il tousse légèrement. A l'auscultation, on constate de l'expiration prolongée (type), elle est soufflante, et présente un certain degré de rudesse à gauche et à droite.

16. T. 38,8.

17. T. 38,4.

18. T. 38,9. La respiration est forte et on constateles mêmes autres signes stéthoscopiques observés précédemment. La percussion dénote de la submatité à droite.

19. T. 39,1. Numération des globules, 5,396,500. L'animal engraisse manifestement.

20. T. 39,2.

21. T. 39.

22. T. 39.

23. T. 38,9.

24. T. 39.

25. T. 39.

26. T. 38,8.

27. T. 38,6. Injection de poudre de lycopode. Numération des globules, 5,074,200.

28. T. 39,5. La toux persiste assez fréquente. Quelques râles sous-crépitants disséminés.

29. T. 39,5.

30. T. 38,6.

31. T. 39,4.

1ᵉʳ août. T. 38,7.

2. T. 38,8.

3. T. 38,5.

L'animal s'amaigrit. La toux persiste. L'expiration est prolongée, presque soufflante. L'inspiration est empreinte d'un certain degré de rudesse. Numération des globules, 5,099,300.

4. T. 39,1.

5. T. 38,8.

6. T. 38,4.

7. T. 39,1.

8. T. 39,1. Toux continuelle. Expiration prolongée, soufflante surtout à droite. Quelques râles sous-crépitants.

Numération des globules, 5,165,900.

9. T. 38,9.

10. T. 39,4.

La mort de l'animal est déterminée par effusion de sang. Une ouverture est pratiquée à l'artère fémorale et tout le sang qui s'écoule par la plaie est recueilli.

L'hémoglobine contenue dans le sang d'un chien est à l'état physiologique de 118 à 120 parties pour mille parties de sang. M. Quinquaud, notre excellent maître, a bien voulu doser, suivant la méthode de dosage qu'il a instituée, l'hémoglobine du sang de cet animal ayant servi à nos expériences. Il a trouvé une diminution en rapport avec le travail de dénutrition de l'animal, et a constaté que l'hémoglobine était descendue à 74 parties pour 1,000.

Autopsie. — On remarque quelques points emphysémateux à la surface, très peu étendus, partiels dans certains endroits, et agglomérés dans d'autres.

Sur la languette supérieure on voit une masse indurée, irrégulière, d'aspect gris translucide, de 10 millimètres de diamètre. La grosseur est celle d'une grosse noisette.

Poumon droit. Les lésions siègent surtout à droite et en arrière. Ce poumon présente également des points emphysémateux agglomérés, avec des parties blanchâtres, pâles, et de petits points miliaires qui ne sont autre chose que de la poudre de lycopode agglomérée. On voit les grains même à l'œil nu.

Ils ont déterminé par places de petits points emphysémateux miliaires.

Lorsqu'ils sont très agglomérés, ils sont demi-transparents, soit un peu gros, soit surtout miliaires.

A l'œil nu, il ne semble pas exister de phlegmasie.

Dans les bronches, on constate des crachats qui ont un aspect muco-puriforme, mais elles ne paraissent pas être le siège d'une inflammation violente.

Les ganglions bronchiques sont le siège d'une tuméfaction très notable. Ils sont durs et offrent un certain degré de résistance à la coupe.

Examen histologique. — Quand on examine d'un peu près les lésions, on voit que le fait dominant est la production de sortes de nodules emphysémateux disséminés dans le poumon. A la loupe et sous l'eau, on voit que ces points emphysémateux présentent des lésions complexes. D'abord l'emphysème vésiculaire ; ici, trois, quatre, cinq vésicules sont dilatées.

Immédiatement à côté, on voit quatre à cinq vésicules congestionnées et atélectasiées, et enfin, dans une des bronchioles terminales se trouvent les grains de poudre de lycopode, qui, dans certains points, sont parvenus jusque dans les vésicules.

Sur une coupe qui a durci successivement dans l'alcool, la gomme et l'alcool, on ne constate point de lésions inflammatoires nettes dans les alvéoles.

Tout au plus l'épithélium des portions atélectasiées a-t-il subi de légères altérations consistant en un très léger degré de tuméfaction avec état granuleux. Dans les bronchioles, on trouve cependant des fibrilles de mucine englobant quelques leucocytes.

Réflexion. — En résumé, on voit que la poudre de lycopode détermine à peine quelques lésions inflammatoires très légères, un peu d'atélectasie en rapport avec
les bronchioles oblitérées par l'agglomération d'un nombre plus ou moins considérable de grains de lycopode, et
que les lésions prédominantes consistent surtout dans
les nodules emphysémateux. (Voir planche V.)

B. *Atélectasie*. — a) Cette lésion d'ordre purement mécanique se trouve mélangée le plus souvent aux lésions inflammatoires. Mais elle peut exister isolément. Nous ne
nous occuperons pas de savoir si elle siège de préfé-
rence dans telle ou telle partie du poumon ; nous étu-
dierons ses caractères, macroscopique et microscopique,
et son mécanisme.

Dans la partie symptomatologique, nous avons décrit
par quel ordre de symptômes elle se décèle à l'oreille.

On sait que l'atélectasie (ατελης, imparfait, et εκτασις,
expansion) ou collapsus pulmonaire constitue un état
anatomique caractérisé par l'affaissement complet des
alvéoles pulmonaires ; ceux-ci ne renferment plus d'air.

Legendre et Bailly ont substitué à cette expression
celle d'état fœtal du poumon, en se basant sur l'analogie
qui existe entre le poumon affaissé et l'état des voies respiratoires chez le fœtus.

Joerg, en 1832, à Leipzig, avait déjà reconnu l'atélectasie des nouveau-nés. Mais ici c'est une affection congénitale, elle n'est plus acquise et elle peut céder à l'insufflation, indiquée par Joerg comme mode de traitement.
Hasse reprit cette étude en 1841 et est arrivé à la même
conclusion.

Les premiers travaux qui nous ont fait connaître cet état morbide ont été publiés à propos d'observations recueillies sur des enfants ; elle fut entrevue par V. Leger, de la Berge et Rufz, qui lui imposa le nom de carnification ; par Berton, qui la désigna de celui de splénisation. Rilliet et Barthez la dénomment, affaissement pulmonaire simple.

L'histoire de l'atélectasie a présenté deux phases bien distinctes : dans la première, les travaux s'occupaient exclusivement de l'atélectasie chez les nouveau-nés ou chez les sujets trop jeunes. Ce n'est que plus tard que l'on s'occupa du collapsus pulmonaire des adultes. Cependant la lésion caractéristique chez l'adulte était connue depuis longtemps, mais sous une autre dénomination, sous une interprétation bien différente.

On désigna d'abord cet état sous le nom de carnification pulmonaire. Laënnec l'a parfaitement connu et décrit dans son Traité des maladies du poumon, 1826. Il l'a observé exclusivement sur des poumons qui avaient subi pendant longtemps la compression d'un épanchement pleurétique ; il en a très bien décrit les caractères, mais il en a méconnu la nature, en considérant son évolution comme une des formes de la pneumonie.

Cette opinion a été admise pendant longtemps sans contestation, dit Roumelaere, à une époque où la médecine clinique subissait l'influence si profonde que la doctrine de Broussais imprimait à toutes les théories, en les pliant à des vues systématiques. C'est ainsi que nous lisons dans le Traité de pneumonie de Grisolle les lignes suivantes, relatives à ce sujet :

« Lorsque la pneumonie envahit un poumon ou une

portion du poumon comprimé depuis longtemps par un épanchement pleurétique, l'hépatisation se montre avec des caractères particuliers que Laënnec avait parfaitement saisis et que j'ai également rencontrés deux fois. »

Après avoir décrit les caractères de la lésion, il ajoute: « C'est cet état qu'on a proposé d'appeler carnification, lésion qui, comme nous le verrons plus tard, peut caractériser aussi bien une pneumonie aiguë qu'une pneumonie chronique... Il paraît que la carnification peut aussi se développer primitivement sans qu'aucun épanchement existe préalablement dans la poitrine; toutefois je n'en ai encore rencontré aucun exemple.

Il range ensuite la splénisation parmi les variétés de pneumonie en ajoutant: « Je regarde cette lésion du poumon comme le résultat d'une inflammation et comme indiquant que celle-ci est arrivée au deuxième degré. »

Cette citation traduit exactement l'état de la science à cette époque; il était généralement admis que la carnification et la splénisation ne sont que des états particuliers de l'hépatisation.

Cependant elle n'était pas universellement admise sans réserve. Corrigan, qui avait des premiers appelé l'attention sur cet état anatomique des poumons, en a donné une description dont on trouve un exposé succinct dans le Traité des maladies de poitrine de Stokes, qui désigna ces cas sous le nom d'induration aiguë du poumon.

Cette réserve fut formulée en termes plus explicites par un des observateurs les plus éminents de la médecine française. Louis se garda bien de se rallier à des conclusions qui lui paraissaient prématurées. Il eut l'occasion d'étudier la carnification à propos des complications pulmonaires de la fièvre typhoïde; il en reconnut bien les caractères et insista sur ceux qui la distinguent de l'hépatisation. Il se borna à dire qu'il acceptait la dénomination de carnification avec la plupart des médecins, faute d'un meilleur nom. Louis a fait preuve une fois de plus à cette occasion de cette sage réserve qui a guidé tous ses travaux dans la voie de l'observation seule en dehors du champ des hypothèses. C'est Legendre et Bailly, ainsi que nous l'avons cité, qui ont établi par une étude critique des plus claires que les expressions de carnification et de splénisation doivent s'appliquer à l'état fœtal pulmonaire.

C'est à cette même conclusion que Traube s'était arrêté lors de ses premières recherches. Plus tard, il est vrai, en 1871, il fut amené à modifier son opinion à la suite de nouveaux travaux ; mais il la modifia en établissant une distinction radicale entre la carnification et la splénisation : il admet que la splénisation est un des stades de l'inflammation pulmonaire et que la carnification doit être considérée comme un état atélectasique.

A la fin de son travail, Traube formula les conclusions qui découlaient de ses recherches et il résuma son opinion sur ce point spécial dans les termes suivants :

« *Deuxième conclusion.* — Non seulement l'atélectasie ou l'état fœtal n'est pas un stade de l'inflammation, mais elle ne passe même pas à l'inflammation sans l'appoint de facteurs nouveaux » (p. 112).

Cette manière de voir, conforme aux travaux de Le-

gendre et Bailly, complétés par ceux de Traube établit
aussi l'identité entre l'atélectasie pulmonaire et la carnification, deux dénominations d'un même état anatomique.

Les mémoires nouveaux et originaux qui touchent à
cette question sont ceux de Balzer, de Joffroy, dans lesquels les idées de Charcot et Vulpian sont reproduites, et
on y trouve un exposé clair et net des éléments de
la question.

Tel est en peu de mots l'historique des phases par lesquelles a passé l'étude de l'atélectasie pulmonaire.

b. *Anatomie pathologique.* — Legendre et Bailly ont
donné avec une grande précision la description des lésions que l'on rencontre dans les poumons atélectasiés.

L'atélectasie entraîne une dépression du poumon au
niveau de la région atteinte. Le tissu pulmonaire est
privé d'air, il ne crépite plus à la pression, il est plus
dense que l'eau ; aussi plonge-t-il au fond de ce liquide,
mais le plus souvent lentement et imparfaitement. Ce
dernier caractère ressort surtout quand on jette dans
une des parties du poumon, au lieu de le jeter tout entier (Rommelaere). Sa couleur est d'un rouge violet,
rouge sombre, rappelant la couleur lie de vin. L'intensité de la couleur sombre varie chez les différents
sujets; dans certains cas, la teinte tire sur le noir.
Cette coloration et l'aspect des parties atélectasiées sont
admises par la plupart des auteurs. L'aspect rappelle
celui du tissu musculaire ou du tissu hépatique et on distingue à la surface de la coupe les travées du tissu con-

jonctif. Sa consistance est souple et telle que le doigt ne la pénètre pas par la pression. La surface de section est lisse et non granulée. La pression en exprime de la sérosité sanguinolente.

Dans les cas récents, l'insufflation d'air rend aux alvéoles terminaux leur calibre primitif; il n'en est plus ainsi quand l'atélectasie dure depuis longtemps.

La coloration des plaques atélectasiées tranche avec les zones pulmonaires saines, qui ont une coloration rosée normale. Certains départements sont plus pâles, blanchâtres, en raison de la production des bulles emphysémateuses.

Les parties atteintes sont le siège d'une vive congestion.

Quand la lésion existe depuis un certain temps, le département pulmonaire revêt une coloration blanc grisâtre ; il est affaissé et ne présente aucune trace d'air. La bronche correspondante au foyer d'oblitération, expérience III, est accompagnée par des vaisseaux qui sont le siège d'une certaine dilatation, et elle présente un aspect vermoulu très net.

Que nous enseigne l'examen microscopique du tissu pulmonaire dans l'atélectasie pulmonaire?

Nous constatons d'abord qu'une certaine modification est survenue dans la constitution des alvéoles, qui, à l'état normal, sont formés par un stroma conjonctivo-élastique servant de support aux vaisseaux, et recouvert d'une couche épithéliale.

L'épithélium, l'*examen histologique* étant fait immédiatement après la mort des animaux, est à peine tuméfié et à peine granuleux. Dans d'autres préparations,

nous avons remarqué, dans l'intérieur de quelques alvéoles, des corps granuleux pigmentaires, et des granulations graisseuses en petit nombre. Beaucoup de cellules épithéliales paraissent avoir subi une certaine diminution de volume.

Les vaisseaux sont distendus par les hématies, et ils
apparaissent sous la forme de cercles arrondis, avec aspect aréolaire. Dans la zone ambiante, on distingue les
éléments du sang qui ont subi une destruction granuleuse et se montrent sous l'apparence de points pigmentaires.

Cette diminution de volume, cette légère modification
des cellules épithéliales, cette dégénérescence granuleuse de ces éléments, pour certains auteurs, seraient la
preuve de la nature inflammatoire de l'atélectasie.

Pour M. Quinquaud et pour nous, cette manière de
voir est loin d'être la même. Ce processus est la conséquence directe de la lésion mécanique qui, suivant une
loi constante de physiologie pathologique, modifie les
alvéoles pulmonaires, en empêchant l'air de pénétrer
dans leur intérieur, d'où cessation de la fonction de
l'hématose. Or, un tissu qui cesse de fonctionner s'a-
trophie dans ses éléments. Les caractères du tissu sont
modifiés en raison des conditions organiques où celui-ci
est appelé à fonctionner.

L'obstruction mécanique de la bronchiole amène l'atélectasie et la lésion d'atrophie, de dégénérescence du parenchyme pulmonaire, surtout lorsque la maladie date
d'une époque assez éloignée.

Tant qu'il n'y a pas d'élément inflammatoire surajouté,
on observe toujours les mêmes lésions; mais que le

corps étranger phlogogène ou pyogénique vienne à siéger sur les bronchioles, on verra la muqueuse bronchique s'enflammer, et le processus inflammatoire se propager aux acini; alors coexisteront les altérations de l'atélectasie et de la splénisation dont les caractères histologiques nous sont connus.

La première modalité pathologique ressortit à un *trouble trophique* dans l'élément fonctionnel, tandis que la seconde revêt essentiellement un caractère phlegmasique.

Pathogénie. — L'atélectasie, avons-nous dit, est caractérisée par l'affaissement d'une portion du poumon qui ne sert plus à la respiration, l'air normalement contenu dans les alvéoles ayant disparu. En effet, si on vient à pratiquer l'insufflation, on voit immédiatement le poumon reprendre son apparence ordinaire, et la couleur rouge sombre faire place à la coloration rosée normale.

Trois causes sont indiquées comme produisant cette modification du poumon.

Hertz les a formulées dans un chapitre qu'il consacre à la description des états atélectasiques. Nous laisserons de côté les cas d'atélectasie congénitale, désignés plus spécialement sous le nom d'état fœtal. Il en est de même de l'atélectasie acquise, produite par compression du poumon dans les cas d'épanchement pleurétique, et lorsqu'on supprime le vide pleural; si l'on supprime ce facteur, le poumon se rétracte par suite de l'intervention exclusive des fibres élastiques de son stroma.

Boddaert signale une variété de collapsus pulmonaire que l'on rencontre dans les cas d'emphysème. Il l'attri-

bue à la compression exercée sur les alvéoles pulmonaires par les alvéoles voisins dilatés, qui rendent ainsi
l'accès de l'air de plus en plus difficile.

En dehors de ces causes, les pathologistes rattachent
l'atélectasie à l'obstruction bronchique.

Cette obstruction peut se produire de deux manières :

A. Par une compression exercée sur les bronches par
une tumeur extérieure ;

B. Par obstruction du calibre de la bronche occasionnée soit par un élément liquide ou solide.

L'évolution de l'atélectasie serait pour nous et pour
Legendre et Bailly (7° conclusion. Op. cit., p. 311),
Ziemssen, Lebert, ainsi que Niemeyer, toujours la même :
elle reconnaîtrait pour cause l'obstruction des petites
bronches par des mucosités, produites dans le cours de
la broncho-pneumonie.

Mais comment disparaît l'air contenu dans le poumon ?

Plusieurs théories ont été instituées. Les recherches
expérimentales pour étudier le processus de l'atélectasie
ont porté surtout en effet sur l'étude des conséquences
qu'entraîne l'oblitération des bronches. C'est dans ce
sens que Mendelssohn et Traube avaient institué leurs
expériences pour étudier la question.

Quel est le mécanisme d'expulsion de l'air contenu
dans les ramifications bronchiques et les alvéoles ?

Suivant Gairdner : les bronches forment une série de
tuyaux cylindriques dont le calibre va en diminuant
depuis leur origine jusqu'aux vésicules. Supposez un
bouchon de mucosités visqueuses occupant l'une d'elles
et subissant l'influence alternative de l'inspiration et de
l'expiration; dans le premier temps, il descendra jusqu'au

moment où, arrivé dans une bronche plus petite, il en fermera complètement le calibre et s'opposera à toute introduction de l'air; dans le second temps, au contraire, repoussé vers les tubes plus larges, le bouchon muqueux cheminera avec plus de facilité, et une portion de l'air emprisonné pourra s'échapper.

S'il survient une quinte de toux, le bouchon peut être expulsé violemment, et alors l'inspiration renouvelle la provision d'air vésiculaire ; mais si la toux est empêchée ou incomplète, le bouchon muqueux continuant son mouvement de va et vient et faisant l'effet d'une soupape à bille, l'air emprisonné s'échappe peu à peu et, comme il ne peut être remplacé, il arrive un moment où il n'en reste plus ; alors le poumon s'affaisse. (Gairdner.)

Lebert admet que, s'il existe une obstruction des bronches, la quantité d'air emprisonné dans les vésicules diminue, et il attribue ce résultat, en partie du moins, à la faiblesse relative de la puissance inspiratrice. Il invoque à l'appui de cette opinion les expériences de Hutchinson et de Mendelssohn, qui ont démontré que l'expiration est d'un tiers environ plus forte que l'inspiration. Rilliet et Barthez paraissent satisfaits de cette théorie. Pour M. Damaschino, l'hyperhémie du poumon jouerait le principal rôle dans la pathogénie de l'atélectasie. En effet, par une injection, poussée dans l'artère pulmonaire, il est facile de constater que l'air a été chassé des alvéoles, et, ajoute cet auteur, l'hyperhémie pulmonaire est d'une importance extrême: ainsi que l'ont admis MM. Hardy, Béher et Monneret, l'existence de congestions répétées doit jouer un rôle capital.

Virchow, Fushs (Leipzig, 1848) ont admis que l'air emprisonné derrière l'obstacle était résorbé. Certains auteurs admettent aussi que cet air emprisonné peut se dilater par la chaleur et concourir ainsi à l'augmentation du calibre des bronches. M. Grancher se range à l'opinion de Traube et des auteurs précédents. Il montre la facilité avec laquelle les gaz diffusent à travers les membranes pulmonaires. Lorsqu'on a insufflé un poumon normal, on le voit, dit-il, au bout de quelques instants, s'affaisser et reprendre son volume normal malgré la ligature placée sur la trachée.

Nous avons avec M. Quinquaud institué un certain nombre d'expériences pour élucider cette question et nous souscrivons complètement à cette manière de voir, en nous plaçant sur le terrain de la pathologie expérimentale, en opérant sur des animaux vivants, et en obturant les bronches avec une substance solidifiable. La cause du collapsus doit donc être recherchée dans l'absorption de l'air par les alvéoles du poumon, et nous admettons que l'air enfermé au fond des lobules correspondants aux bronches obstruées passe par absorption dans le sang qui circule dans les capillaires des lobules.

Les dernières recherches expérimentales entreprises par M. Joffroy (th. d'agrégation, 80) viennent donner une preuve à l'appui de cette théorie.

Nous avons répété et varié les mêmes expériences et à l'aide d'injection de cire fondue, d'introduction dans les bronches de grains de plomb de divers calibres (expériences III, IX), nous sommes parvenus à obtenir rapidement l'atélectasie pulmonaire.

Ici quelle que soit la théorie admise, il faut toujours en dernière analyse que l'air des alvéoles pulmonaires soit résorbé. La cire est introduite à l'état semi-liquide à la température de 60° et ne peut en aucune façon être une cause phlogogène et obturer en se solidifiant le calibre de la bronche. En terminant, nous conclurons en ces termes : Dans nos expérimentations physiologiques, nous pensons avoir démontré d'une manière très évidente que l'atélectasie survient toujours quand les bronches sont obstruées, soit par un corps étranger, soit par la ligature du tuyau; dans ce cas, l'air enfermé dans les alvéoles disparaît au bout d'un temps assez court et est absorbé par le sang des vaisseaux pulmonaires.

EXPÉRIENCE II.

Chien petite taille. — Trachéotomie. — Introduction de grains de plomb dans la trachée.

L'animal est maintenu pendant une heure dans la position verticale.

21 octobre. La trachéotomie est pratiquée, et, à chaque inspiration, nous introduisons un grain de plomb dans la trachée. Huit à dix grains ont été rejetés par l'animal pendant l'heure qui a suivi l'opération.

Température en liberté,   39,5.
—   fixé,   40,2.
—   après l'opération, 39,5.

22 octobre. T. 40,5. L'animal tousse beaucoup, sans discontinuer. L'auscultation décèle à droite des râles sibilants. L'expiration est légèrement soufflante. A gauche, l'expiration est prolongée et soufflante.

Numération des globules, 5,020,000.

23. T. 40,4.

24. T. 40,4.

25. T. 39,4. A droite, râles sous-crépitants à grosses bulbes. On perçoit une crépitation ressemblant à des frottements. La respiration est rude.

26. T. 38,9. L'animal s'amaigrit notablement.

27. T. 38,4.

28. T. 38,8. Numération des globules, 4,316,800.

29. T. 39.

30. T. 39,2.

31. T. 39,6. Nouvelle introduction de grains de plomb n° 2. Re
jet de quelques-uns quand l'animal est mis en liberté dans le laboratoire, par suite des efforts de toux; des vomissements surviennent.

1er novembre. T. 39,4. Obscurité du murmure vésiculaire.

2. T. 39,6. Çà et là on perçoit quelques râles sous-crépitants.
Numération des globules, 4,255,300.

3. T. 39,3.

4. T. 39,2.

5. T. 38,9.

6. T. 38,9.

7. T. 38,5. Introduction de 20 à 25 grains de plomb dans les
bronches.

8. T. 39,6. La toux est fréquente. L'expiration est soufflante à
gauche.

Il y a obscurité du murmure vésiculaire à droite.

9. T. 39,1. La toux est fréquente. Mêmes signes stéthoscopiques.
Numération des globules, 4,392,500.

10. T. 39,3.

11, T. 39,6.

12. T. 39,2.

13. T. 39,8.

14. T. 39,6.

15. T. 39,7.

16. T. 39,3. L'appétit est notablement augmenté.

17. T. 39,7.

18. T. 39,1.

19. T. 39,2.

20. T. 39,2.

21. T. 39,5.

22. T. 39,2. Quelques râles sous-crépitants à gauche. L'expiration est rude à droite.

23. T. 39,2. Numération des globules, 4,367,400.

24. T. 39,2.

25. T. 39,9.

26. T. 39,2. Numération des globules, 4,793,100.

Le chien est sacrifié par effusion de sang.

Examen macroscopique. — Le parenchyme pulmonaire paraît sain dans toute son étendue, excepté une languette qui correspond au lobe moyen du poumon droit.

La trachée paraît saine.

Les vaisseaux qui accompagnent la bronche sont dilatés.

Lorsqu'on pousse la dissection de la bronche sur la languette, on voit que les petits cartilages qui forment dans la bronche normale une sorte de réseau régulier, ici sont interrompus, et l'aspect de la base de la bronche présente un aspect vermoulu analogue aux galeries faites par les xylophages dans le vieux bois.

A l'extrémité de la bronche, on trouve un grain de plomb entouré d'une zone puriforme,

Le tissu pulmonaire de toute cette languette est d'un blanc grisâtre, affaissé et ne présentant pas trace d'air.

Examen histologique. — A la loupe, on voit de petits réseaux fins brunâtres, qui ne sont autre chose que des vaisseaux et leur région ambiante dans laquelle les éléments du sang ont subi une destruction granuleuse qui apparaissent sous l'influence de points pigmentaires.

Sur une coupe à l'état frais, on retrouve intacte l'épaisseur des alvéoles. Le plus grand nombre des alvéoles est vide; mais au niveau des vaisseaux et dans l'intérieur de quelques alvéoles, on aperçoit des corps granuleux pigmentaires un peu disséminés; les granulations graisseuses sont en petit nombre relativement aux granulations sanguines altérées.

Quant aux cellules épithéliales, elles on conservé leur volume et même un grand nombre ont diminué de volume.

Au niveau du grain de plomb, on rencontre des leucocytes mélangés à quelques éléments sanguins.

Réflexion. — La lésion de la racine de la bronche correspond à l'irritation produite par le grain de plomb qui a amené mécaniquement l'atélectasie. Celui qui a pénétré jusqu'à l'extrémité de la bronche a provoqué un peu d'inflammation plus vive avec diapédèse des leucocytes,

avec dilatation des vaisseaux bronchiques et stase sanguine dans les réseaux capillaires du poumon.

De telle sorte que l'atélectasie est surtout une lésion
mécanique qui amène des phénomènes d'atrophie, de
dégénérescence du parenchyme pulmonaire, surtout
lorsque la lésion a persisté pendant un certain temps.
(Dans cette expérience, l'animal a été tenu en observation pendant trente-cinq jours.)

On voit donc que nous sommes loin de l'opinion des
auteurs qui veulent faire de l'atélectasie une lésion inflammatoire ou le premier degré d'une altération phlegmasique.

Expérience III.

Chien, taille moyenne. — Trachéotomie. — Introduction d'une sonde
en gomme dans les bronches. — Injection de cire.

10 novembre 1881. Nous fixons à l'extrémité de la sonde un petit
cône d'éponge préparée à la cire que nous chassons ensuite avec
un mandrin.

Cette première opération faite, nous retirons légèrement la sonde
et nous injectons dans les bronches, toujours par cette sonde, douze
centimètres cubes de cire blanche fondue à la température de
60° centigrades.

La température centrale de l'animal est de 38,9.

L'animal est maintenu, pendant tout le temps qu'a duré l'expérience, dans la position verticale. Ici, comme dans nos expériences
précédentes, nous avons tenu compte de l'espace nuisible de la
sonde.

Une demi-heure après l'injection, le chien étant toujours dans la
position verticale, nous pratiquons l'auscultation qui nous décèle
une diminution d'un murmure vésiculaire ; il y a obscurité manifeste de la respiration dans toute la région droite du thorax, mais
surtout à la partie inférieure. A gauche, au contraire, la respiration est devenue puérile, supplémentaire. La percussion ne donne
rien de précis.

11 octobre. Température, 39,5.

Comme signes stéthoscopiques, nous constatons à droite, dans la portion latérale, une absence du murmure respiratoire très manifeste.

L'inspiration est pour ainsi dire muette.

Nous percevons également un souffle expiratoire doux, lointain et dans une région plus élevée de nombreux râles humides, sous-crépitants, à grosses bulles.

A gauche, la respiration est modifiée; elle est rugueuse, supplémentaire et a un certain degré de sibilance.

Rien de précis à la percussion et à la palpation.

L'animal est sacrifié par effusion de sang. Une ouverture est faite à l'artère fémorale, et tout le sang qui s'en écoule est recueilli.

Nécropsie. Une heure après la mort. Le lobe inférieur droit est transformé en un bloc de cire qui a pris l'empreinte des vésicules pulmonaires et apparaît sous forme de granulations à la surface de la plèvre.

Dans l'intervalle, le parenchyme pulmonaire est congestionné, d'apparence rougeâtre, présentant un degré de dépression. Par places il existe des départements atélectasiés.

Le lobe moyen donne des points très nets d'atélectasie et des points d'induration vésiculaire.

Il est le siège d'un emphysème très notable.

Le lobe supérieur est complètement atélectasié, sauf vers la languette inférieure externe. Ces parties non atélectasiées externes s'expliquent par la perméabilité de la bronche supérieure, tandis que la bronche inférieure de ce même lobe est oblitérée.

Du côté opposé, a pénétré aussi de la cire, ce qui explique les points atélectasiés que l'on remarque dans divers endroits.

Quant à la bronche qui se rend au lobe inférieur gauche, elle est complètement obstruée de manière à ne laisser pénétrer traces de bulles d'air.

Toutes ces portions atélectasiées ont une coloration rouge sombre, lie de vin, se rapprochant de la couleur du muscle.

Elles ne crépitent plus à la pression, et certaines parties du poumon, manifestement atélectasiées, jetées dans l'eau, plongent au fond de ce liquide. (Voir planche III.)

TROISIÈME PARTIE

CHAPITRE PREMIER.

SYMPTOMES RATIONNELS DE LA BRONCHO-PNEUMONIE
EXPÉRIMENTALE.

Les lésions que nous avons occasionnées chez les
animaux par suite de nos injections de substances variées,
ont eu un retentissement notable sur l'habitus extérieur, et leur existence a été décelée par des phénomènes
morbides excessivement variables. Tantôt nous retrou-
vons, pour ainsi dire, le tableau complet de la broncho-
pneumonie observée chez l'homme ; tantôt, au contraire,
c'est par l'augmentation de l'abattement, par une
dyspnée qui devient de plus en plus intense, par la toux
exclusive, que nous avons été en droit de conclure à la
présence des lésions dont nous avons pu constater plus
tard l'existence. Souvent même ce n'est qu'en examinant
très attentivement nos animaux en expérience, que nous
sommes parvenus à découvrir quelques signes. Nous
avons dû, pour éviter les nombreuses chances d'erreur
dans l'examen, nous entourer de beaucoup de précautions et tenir compte pour l'auscultation des bruits de
crépitation produits par la pression de l'oreille sur les

poils de l'animal ; ce qui tromperait une oreille peu exercée
à ce genre de recherches ; et si nous n'avons pu constater
et noter la plupart des signes relatés par les auteurs,
cela est dû à la difficulté des recherches occasionnées par
l'indocilité des animaux et la situation des lésions qui
siégeaient le plus souvent à la partie antérieure du thorax.

A. *Respiration. Toux. Crachats.* — Dans la plupart de
nos expériences, la respiration a subi une gêne plus ou
moins considérable et une augmentation de fréquence.
La dyspnée est le symptôme que nous avons observé le
plus souvent ; son intensité prenait le lendemain et
même immédiatement après l'expérience des proportions
extrêmes et vraiment caractéristiques ; parfois elle était
faible au début, et ce n'est que quelques jours après que
nous constations une notable accélération de la respiration, qui était d'une fréquence exagérée.

La dyspnée et l'augmentation du nombre des respirations existaient toujours lorsque les accidents broncho-
pneumoniques étaient établis. Tantôt ces deux phénomènes se présentent simultanément, tantôt au contraire
on ne trouve que l'un d'eux. Enfin, quelquefois il n'y a
aucune modification de la respiration, bien que nous
soyons convaincus de la présence des lésions. Par contre,
on peut trouver l'inverse ; alors l'animal présente le tableau de l'orthopnée la plus intense : il met en jeu non
seulement tous les agents de l'inspiration, mais encore
ceux de l'expiration (1). Alors les muscles expirateurs se
contractent, surtout les muscles abdominaux ; ils dépri-

____

(1) Injection de cantharide, chlore.

ment avec violence les viscères au moment de l'expiration.

Ce fait est très appréciable, et, quand la dyspnée est
poussée à l'extrême, le rhythme des mouvements respiratoires est souvent changé. Dans ces cas, suivant la
remarque de MM. Damaschino et Bouchut, la série des
mouvements semble commencer par l'expiration, qui se
fait brusquement, et pendant laquelle les viscères abdominaux semblent rentrer dans le thorax ; puis, à cette
violente expiration, succède brusquement (ou lentement)
une inspiration puissante et brève, pendant laquelle le
diaphragme se contracte énergiquement et chasse de
nouveau les viscères abdominaux en même temps qu'il
détermine un profond sillon chondro-costal.

La violence et la rapidité des efforts expiratoires, dans
certains cas, sont expliqués par la présence des agents
étrangers.

La fréquence des mouvements respiratoires, qui tient
à l'étendue des lésions bronchiques et pulmonaires et à
la diminution du champ de l'hématose, est parfois très
prononcée. On ne s'étonnera donc pas si nous avons
observé fréquemment 40,50, 60,70 et même 80 mouvements respiratoires. Nous avons observé ce dernier
chiffre chez la chienne à laquelle nous avons injecté
(exp. XVI) dans la bronche de l'eau tenant en suspension de la poudre de cantharides.

La toux n'a jamais fait défaut dans le cours de nos
expériences. Elle est liée plutôt à l'affection des bronches qu'à la lésion pulmonaire. Cependant elle existe
avec des lésions limitées exclusivement au département
pulmonaire (Exp. IX). Elle est souvent peu intense, mais,

dans certains cas, elle peut prendre le caractère convul-
sif, ainsi que nous avons eu l'occasion de l'observer
maintes et maintes fois (voir exp., injection de cantharides, nitrate d'argent).

Parfois, elle offre un caractère quinteux très prononcé.
Il y a trois à quatre expirations consécutives pour une
seule inspiration ; l'animal essaie de débarrasser ses
bronches de leur contenu, et, dans cette circonstance,
tant que les bronches contiennent des agents étrangers
pouvant agir soit mécaniquement ou par irritation, la
toux est persistante, continuelle et sèche. Ce fait, souvent répété, rend compte de l'abattement dans lequel
sont plongés les animaux en expérience après de violents
efforts de toux. La toux, a dit Grisolle, est un des symptômes les plus importants dans l'histoire des pneumonies
secondaires; dans certains cas, elle est très peu marquée
et l'on peut croire qu'elle manque; mais il est de règle
de la voir apparaître lorsqu'on remue l'animal et qu'on
l'oblige à exécuter quelques mouvements. Tantôt elle
est sèche, revêt un caractère râpeux, strident; tantôt
elle est humide, grasse.

Les produits de l'expectoration sont variables; du
reste, il est rare d'observer les crachats rendus par les
animaux.

Dans certains cas où nous avons pu observer l'expulsion des mucosités des voies aériennes, nous nous sommes assurés qu'elles sont formées de matières jaunâtres,
avec teinte parfois verdâtre, assez épaisses et revê-
tant souvent un aspect mucoso-purulent; d'autres fois,
les sécrétions sont blanchâtres, aérées et spumeuses,
ayant un certain caractère de ressemblance avec du blanc

d'œuf battu. Ces crachats contiennent dans leur constitution des leucocytes nombreux, quelques hématies et de la mucine. Assez souvent, l'expectoration ne diffère pas de celle de la bronchite observée chez l'homme.

Dans certaines circonstances, il n'y a pas eu d'expectoration, et, par conséquent, il nous a été impossible de connaître, si ce n'est *post mortem*, les caractères des sécrétions bronchiques.

B. — *Auscultation.* — Les signes fournis par l'auscultation nous ont donné les meilleurs renseignements et ont été d'une grande importance pour la confirmation des lésions produites artificiellement.

Nous ne pouvons en dire autant de la percussion, dont l'emploi nous a donné, sauf de rares exceptions, des résultats à peu près négatifs. Dans certains cas, bien que nous ayons sérieusement examiné le sujet en expérience, nous avons eu quelques doutes sur les lésions que l'autopsie nous a fait constater. Ce résultat est dû à la situation occupée par les lésions dans les divers départements pulmonaires et encore à la difficulté extrême que nous avons toujours eue dans l'examen de nos animaux.

Nous n'insisterons pas sur la matité que nous n'avons rencontrée que très rarement dans nos expériences; dans certaines circonstances, nous avons relaté de la submatité à tonalité élevée (exp. I); dans un cas seulement, nous avons pu constater de la matité, mais là nous étions en présence d'un épanchement pleural (exp. XVI). Dans la plupart de nos observations, nous avons retrouvé et noté les signes fournis par l'auscultation. Par contre, l'auscultation a pu quelquefois ne donner que des signes négatifs; c'est-à-dire qu'en pareille circonstance, on n'entendait pas le murmure vésiculaire pendant l'inspiration et l'expiration. Cette absence du murmure vésiculaire a été notée surtout dans l'expérience II, où le silence était remplacé par un souffle expiratoire lointain, profond, doux, mélangé de râles muqueux nombreux et à grosses bulles. Dans ce cas, cette variation dans les symptômes fournis par l'auscultation dépendait de l'obstruction des tuyaux bronchiques des départements atélectasiés par la cire injectée précédemment.

En même temps, nous constations dans le côté homologue le bruit vésiculaire plus rude, notamment à l'inspiration, une sibilance respiratoire qui constituait une exagération de la respiration puérile ou supplémentaire, mais sans bruits anormaux.

Plus tard, l'oreille perçoit des râles muqueux souscrépitants, à bulles moyennes et grosses, mêlés à des ronchus sonores ou sibilants qui résultent de l'inflammation des bronches (exp. : injection de cantharides et nitrate d'argent, mercure). Tous ces signes peuvent être perçus dans des régions limitées suivant le siège des lésions.

Dans d'autres circonstances, nous n'avons perçu que des râles humides localisés en certains départements pulmonaires, de la sibilance à ce niveau et l'absence du murmure respiratoire (exp. injection de cantharides, chlore). Ici, nous pouvons affirmer qu'il y avait un foyer congestif qu'on pouvait considérer comme le début de la splénisation et hépatisation.

A un degré plus avancé et en même temps que les
râles sous-crépitants, à petites et moyennes bulles, sibilants, ronflants, l'oreille entend un souffle expiratoire
doux, faible, peu marqué d'abord, puis qui parfois augmente rapidement d'intensité pour disparaître quelque
temps après. Donc, les signes sont perçus au niveau des
points splénisés et sont remarquables par leur mobi-
lité extrême.

D'autres fois, le souffle perd le caractère doux, humé,
dont nous avons parlé, pour devenir plus fort, rude et
présenter un caractère de diffusion en rapport avec la
dissémination des lésions. Il s'agit, dans ces cas, de
points ou portions pulmonaires indurées, hépatisées.

En même temps que la lésion s'accentue et s'étend, à
la suite de nouvelles injections irritantes, les phénomènes stéthoscopiques éprouvent de profondes modifications. Les râles sous-crépitants à moyennes et petites
bulles, les ronchus secs, sibilants, sont perçus dans une
plus grande étendue. Le souffle expiratoire, dont le caractère est primitivement doux, humé, devient ensuite
rude, parfois tubaire, et s'accompagne d'une inspiration
soufflante qui peut revêtir successivement les mêmes
caractères. Ce qui domine ici anatomiquement, ce sont
les noyaux pneumoniques, et à ces lésions correspondent
les signes énoncés plus haut. Souvent, tous les phénomènes sont masqués par les râles nombreux et multiples
de la bronchite généralisée : ce n'est que par un
examen des plus minutieux qu'on parvient à percevoir
les souffles.

L'expérience XVI en est un exemple : ici les bronches
sont remplies de mucosités qui en obstruent la lumière,

et l'auscultation la plus attentive est impuissante, à certains moments, à découvrir les noyaux de bronchopneumonie ; elle ne nous révèle que les signes de la bronchite.

Aussi, la dyspnée, ajoutée à ces symptômes, doit-elle entrer en ligne de compte pour la confirmation des lésions broncho-pulmonaires.

Dans l'expérience I, l'auscultation nous a décelé successivement et progressivement les signes de l'emphysème depuis son début.

Au fur et à mesure que la lésion se prononçait correspondaient à notre oreille les signes stéthoscopiques révélateurs et symptomatiques de la maladie ; dans les régions envahies, la percussion fait entendre un son plus clair, plus éclatant qu'à l'état sain. Cependant, à la dernière période, il nous a semblé percevoir une submatité légère à tonalité élevée. En même temps, la respiration prend un timbre rude, nous dirons même sibilant par instant ; puis, l'expiration est prolongée. Le prolongement expiratoire était tellement rude qu'il prenait le caractère d'un souffle rude et râpeux parfois tubaire.

Les signes que nous venons de passer en revue ne sont observés nettement que quand les lésions sont très étendues ou qu'elles siègent superficiellement et dans des régions facilement explorables.

Dans les expériences où l'examen nécropsique nous a permis de constater quelques noyaux isolés, l'auscultation n'a décelé le plus souvent que des bruits anormaux et variés de la bronchite.

C. *Signes fournis par les vibrations du thorax.* — Nous

ne pouvons parler que pour mémoire de l'importance de la perception des vibrations thoraciques qui nous a donné peu de résultats positifs, sauf dans un cas où nous avons pu constater une notable exagération des vibrations au moment des accès de toux de l'animal en expérience (exp. XVI), et cela dans les régions supérieures et postérieures du thorax, tandis qu'il y avait absence totale de respiration dans les parties inférieures et postérieures où le liquide pleural s'était accumulé.

D. *Symptômes généraux.* — a. *De la température.* — Le moyen le plus sûr pour se rendre compte de l'état fébrile de l'animal est l'usage de la thermométrie, et l'apparition de températures élevées concorde parfaitement avec l'état des lésions inflammatoires produites par nos injections.

Dans nos recherches, nous avons toujours placé le thermomètre dans le rectum. C'est l'examen le plus commode, et ce procédé est préférable ; il donne des résultats exacts. Lorsque le réservoir du thermomètre est bien exactement situé dans la cavité rectale toujours à la même profondeur, le mercure monte rapidement et le maximum d'élévation est obtenu après cinq à six minutes, temps pendant lequel nous avons toujours eu l'habitude de laisser l'instrument en place. L'élévation de la température a pu nous être d'une certaine utilité, et ce qui a pu nous servir de renseignements, ce n'est point de savoir si elle est élevée ou non, mais c'est la connaissance de la marche qu'elle suit, c'est la connais-

sance de son évolution dans les diverses périodes de
l'affection expérimentale.

Dans toutes nos expériences, en comparant la marche de la température et celle des accidents provo-
qués, nous constatons qu'il existe entre eux une relation intime. Chez le chien, nous avons constaté que la
température normale, prise dans le rectum, oscille
entre 38,2 et 39,2.

Cette moyenne est le résultat de 30 à 35 observations.
Dans certains cas, l'élévation de la colonne mercurielle
a atteint un chiffre plus élevé ; mais cette élévation était
probablement sous l'influence d'une perturbation des
centres nerveux.

Dans la plupart de nos observations, le thermomètre
accuse une notable élévation de température ; il atteint
fréquemment 39,8, 40,5; nous avons constaté chez un
de nos sujets une température de 41°. C'est le chiffre le
plus élevé que nous ayons eu l'occasion d'observer ; en
même temps si on ausculte et si on palpe la région cardiaque, on peut se convaincre de l'intensité des batte-
ments du cœur. Toutes les fois que nous avons eu l'occasion de noter l'élévation thermométrique, l'auscultation nous a décelé les signes de brouchite et de broncho-pneumonie. Si nous examinons nos expériences,
nous pourrons de suite en éliminer deux dans lesquelles
la température est restée à peu près stationnaire.
Exp. 1. Dans l'expérience (injection de cantharides),
pendant un certain nombre de jours qui ont suivi l'opération, la température est restée au chiffre physiologique,
ne s'est élevée ensuite que de quelques degrés et ce

n'est que plus tard, alors que les lésions étaient très prononcées, qu'elle s'éleva à 40,4, 40,7.

L'abaissement de la colonne de mercure a été notée dans l'exp. XVI au début de la lésion, et dans l'expérience IX, alors que l'animal approchait de la période ultime. Dans le premier cas, la descente de la colonne mercurielle est due probablement à l'absorption de la cantharide.

De l'exposé des variations de température observées dans nos diverses expérimentations, nous sommes autorisés à conclure que le début des lésions broncho-pneumoniques s'annonce par une augmentation rapide de la courbe thermométrique; que cette courbe peut présenter des oscillations très appréciables, mais que les poussées de la courbe thermique concurremment avec les signes stéthoscopiques sont toujours observées parallèlement aux poussées congestives et en rapport avec l'étendue ou plutôt la gravité des lésions broncho-pulmonaires.

E. *Phénomènes généraux.* — Dans les recherches expérimentales, il est difficile de tenir compte des modifications survenues dans l'état général du sujet. Cependant nous pouvons noter un certain état d'abattement très prononcé, disons même de prostration, dans lequel est plongé l'animal. Cet abattement peut être très intense, et se retrouve dans les expériences (m., nit., cantharide), où il atteint le collapsus complet jusqu'au moment où la mort survient.

a. *Les troubles digestifs* sont peu marqués. Les vomissements observés parfois surviennent ordinairement

immédiatement après l'injection, dont ils sont la conséquence ; nous les avons notés quelquefois. (Exp. XV, IX.)
La constipation survenue parfois est moins fréquente que
la diarrhée que nous avons signalée dans les expériences.

b. Dans bon nombre de cas il y a un affaiblissement
considérable du sujet, la soif est vive, il y a une diminution
de l'appétit, et nous avons pu observer dans toutes ces
circonstances un amaigrissement rapide. Ainsi qu'on
peut s'en assurer dans nos diverses expériences, le poids
s'abaisse notablement.

c. *La sécrétion urinaire* est le plus souvent diminuée.
Les urines présentent une coloration très foncée en
rapport avec l'élévation de la température. Elles ont une
odeur très odorante *sui generis*. La quantité de l'urine
diminue, et la sécrétion peut même, dans certaines circonstances, être complètement suspendue pendant 24 à
36 heures. (Exp. Nit. et mercure.) La composition peut
également varier. Les sels sont assez abondants, le
chiffre de l'urée est considérablement augmenté, et
cette augmentation est parallèle à l'ascension thermique
et à l'intensité [des lésions broncho-pulmonaires, ainsi
qu'à l'amaigrissement de l'animal. Dans certains cas,
nous signalons une chute de l'urée au-dessous de la normale ; mais, ainsi qu'on le sait, l'excrétion de l'urée est
sujette à des variations multiples, et, pour apprécier cet
état de choses et juger de l'excrétion de l'urée, il faut
comparer l'animal fébricitant à un sujet sain et vivant
dans les mêmes conditions de vie et d'alimentation. Aussi,
tenant compte du poids, si nous comparons la quantité
d'urée rejetée par l'animal à l'état pathologique à celle
rendue par un animal sain et nourri à peu près de même,

nous constatons que l'avantage est en faveur du premier
sujet. (Expérience. Injection de nitrate d'argent, IX, XIX.)
Plus tard, lorsque les lésions broncho-pulmonaires se pro-
longent, l'urée est rejetée en quantité moindre ; mais alors
nous sommes en présence d'un nouveau facteur, l'amai-
grisissement considérable du sujet en expérience joint à
la diminution de l'alimentation ; il est logique de conclure qu'un animal qui a perdu de son poids le sixième
ou le cinquième ne peut éliminer la même quantité
d'urée qu'au début de la maladie, et que le chiffre observé à la dernière période est encore supérieur à celui
observé chez un autre sujet, ayant le même poids, non
fébricitant et soumis à la même alimentation et à la
même vie. Nous ne partageons pas la manière de voir du
Dʳ Meunier (1), qui prétend que la proportion de l'urée est
sous la dépendance de trois facteurs : les globules rouges,
la température et la nature de la maladie. Pour lui, les
globules rouges jouent le premier rôle ; la température
vient en second lieu ; enfin la nature de la maladie modifie très peu lesrésultats. « Quelles que soient les observations, écrit-il, que nous mettions en parallèle, nous
arrivons à cette conclusion : la quantité d'urée varie le
plus souvent avec le nombre des globules et la tempéra-
turè. Quand dans le cours d'une maladie, le nombre des
globules ne varie pas d'une façon évidente, l'urée suit
la marche de la température. Ainsi se trouveraient expli-
quées les dissidences qu'on rencontre dans les auteurs
sur les rapports de l'urée et de la température. »

(1) A. Meunier. Etude parallèle des globules rouges et blancs du sang
et des principaux éléments de l'urine dans quelques maladies aiguës.
Paris, 1877.

« Nous constatons aussi que, dans la plupart des maladies aiguës, il y a un jour de crise, et que, ce jour, l'urée cesse d'être en rapport avec la température et les globules. La proportion se rétablit un ou deux jours après. »

Nous ne pouvons souscrire à cette manière de voir, qui tend à établir un rapprochement entre le nombre des globules rouges et la quantité d'urée excrétée.

d. *Sang.* — Le sang est un milieu intérieur qui participe de la vie de tous les autres organes, et qui reçoit l'influence des impressions morbifiques comme tous les tissus.

Les variations survenues dans sa composition nous ont paru très appréciables, Dans ces recherches, nous n'avons tenu aucunement compte de la proportion des leucocytes, et nos investigations ont été dirigées seulement sur le nombre des globules rouges aux diverses périodes de nos phlegmasies expérimentales.

Les globules du sang peuvent être altérés dans les maladies, soit dans leur quantité, qui est accrue ou diminuée, soit dans leur nature.

Les globules rouges sont composés de plusieurs parties : une enveloppe, un liquide intérieur, une matière colorante, l'hémoglobine, associée au fer, un noyau, toutes parties qui peuvent être altérées. Ainsi, sans cesser d'être, le globule rouge peut être moins coloré, moins chargé de fer que dans l'état habituel, et en même temps que le chiffre total du sang est diminué, il peut y avoir une diminution de l'hémoglobine de chaque hématie en particulier.

M. le Dr Quinquaud a dressé un tableau indiquant les variations d'hémoglobine dans le sang de divers animaux, et il en a présenté le résultat en 1873 à l'Académie des sciences.

Le chiffre de l'hémoglobine, d'après ce savant maître, s'élève chez l'homme robuste à 125 et à 130 grammes, pour 1,000 grammes de sang.

Chez les ouvriers, écrit M. Quinquaud dans son remarquable Traité de chimie pathologique (1), qui travaillent dans un air confiné, on ne trouve que 120 à 116 grammes d'hémoglobine, parfois un chiffre inférieur ; il en est de même pour les personnes de la classe aisée, qui restent dans leurs appartements une grande partie de la journée.

Au contraire, lorsque ces mêmes personnes sont à la campagne pendant quatre à cinq mois, on trouve au bout de ce temps que le chiffre de la substance active du sang s'est élevé de 6 à 8 grammes ; l'air, la lumière et quelques autres conditions hygiéniques, ont suffi pour amener ce résultat.

L'habitant du Midi possède moins d'hémoglobine que l'habitant du Nord.

Les scrofuleux ont également un chiffre inférieur d'hémoglobine.

L'habitant de la campagne possède un sang plus riche en hémoglobine que l'habitant des villes.

Certaines professions amènent une diminution de l'hémoglobine, alors même qu'il n'y a pas encore d'état pathologique ; il n'est pas un cuisinier, pas un chauffeur,

(1) Dr Quinquaud. Chimie pathologique. Recherches d'hématologie clinique, les altérations du sang dans les maladies, nouveau procédé de dosage de l'hémoglobine, pouvoir oxydant du sang, matériaux solides du sérum.

pas un travailleur au minium, pas un mineur qui ait le chiffre normal d'hémoglobine , alors même qu'il n'éprouve aucun trouble fonctionnel.

Les variations de l'hémoglobine sont nombreuses: dans les lésions pulmonaires, l'hémoglobine peut s'abaisser à 114, 104 pour 1000 grammes de sang. Dans l'avortement, le chiffre peut descendre encore plus bas ; dans le tableau que M. Quinquaud a dressé dans son Traité, page 52, nous constatons, dans cette circonstance, le chiffre de 46,87 et même 44,66 pour 1,000 centimètres cubes de sang.

Notre excellent maître a dosé également l'hémoglobine chéz le chien, et il a constaté que le chiffre s'élevait à 130 et à 135 grammes. (V. chapitre II, 4e partie.)

Mais si le chiffre de l'hémoglobine varie, il en est de même de la proportion normale des globules du sang qui en nombre est, chez le chien, de 5,500,000 par millimètre cube. La proportion peut subir l'influence de l'état de santé et du genre de nourriture de l'animal ; c'est ainsi que le nombre est supérieur chez les sujets qui ont une nourriture fortement animalisée, de même chez les carnivores.

Ceci nous explique pourquoi, chez les chiens soumis à notre expérimentation, nous avons trouvé comme proportion des hématies depuis le chiffre de 5,500,000, jusqu'à celui de 6,500,000, et même plusieurs fois nous avons eu l'occasion d'observer un chiffre soit inférieur, soit supérieur. Cette oscillation numérique ressortit au genre de vie et au recrutement des animaux sur lesquels nous avons pu faire la numération des hématies. Dans toutes nos expériences, nous avons constaté une diminution du chiffre des globules rouges, et cette hypoglobulie a été souvent considérable..

L'hémoglobine et le fer qui s'y trouve augmentent ou diminuent de quantité avec les globules rouges, et ceuxci suivent une progression ascendante ou décroissante, parallèlement avec l'état de maigreur ou d'embonpoint du sujet. (C'est sur ce fait que repose l'usage rationnel des préparations martiales, dans les deux états signalés par M. Quinquaud, où l'état pathologique n'existe pas, mais où il y a abaissement du chiffre normal de l'hémoglobine,)

Dans l'expérience I, nous avons pu constater l'amaigrissement de l'animal avec la diminution des hématies, puis leur proportion s'accroître parallèlement à l'engraissement du sujet.

De même le chiffre de l'hémoglobine s'abaisse dans les affections aiguës ou chroniques du poumon, de même les hématies diminuent de nombre. (Voir les chiffres de l'expérience I.)

Dans l'expérience XVI, nous pouvons vérifier ce fait : à savoir, que l'abaissement du nombre des hématies coïncide avec l'avortement de notre chienne, dont la température s'étant abaissée d'un degré, est de 37,8, et le chiffre des globules rouges est descendu à 5,798,100, lorsque trois jours avant nous avions compté 5,898,500.

Si nous parcourons la plupart des expériences, nous voyons que l'hypoglobulie a lieu dans presque toutes ; mais, dans quelques-unes, nous observons une diminution plus considérable en rapport avec l'intensité des lésions inflammatoires, et avec la durée de la maladie. C'est ainsi que dans l'expérience XVI nous constatons un abaissement de plus d'un million et demi dans les chiffres obtenus au début et à la fin de l'expérience.

Dans l'expérience XIII, qui a duré vingt-cinq jours, il y a eu plus d'un million de diminution.

Dans l'expérience VIII, l'hypoglobulie est également manifeste de : 5,195,100, observé au début, le chiffre est descendu à 4,618,400. Donc un demi-million de différence pour une durée de dix-neuf jours d'expérimentation.

Cette diminution va croissant graduellement de jour en jour, au fur et à mesure qu'on se rapproche de la période finale.

Nous nous contentons de citer quelqués chiffres, ne voulant pas récapituler tous ceux qui sont relatés à la partie expérimentale, et ces chiffres nous suffisent pour démontrer l'influence de l'inflammation broncho-pulmonaire sur la composition du sang et les phénomènes de dénutrition qui se sont opérés chez nos sujets en expérience.,

CHAPITRE II.

EXPÉRIENCES.

Nous adjoignons à cette étude l'exposé des principales expériences que nous avons faites pendant le cours de l'année 1881. Nous avons expérimenté sur un grand nombre de cobayes pendant un certain temps et obtenu les lésions pulmonaires analogues à celles que nous signalons. Nous avons opéré en remontant l'échelle animale sur des animaux dont les organes ont le plus d'analogie avec ceux de l'homme, pour constater si ces lésions pulmonaires étaient identiques. Etant arrivé au même résultat, nous ne relatons que les expériences qui ont porté sur les chiens.

EXPÉRIENCE IV.

Chien, taille moyenne. — Trachéotomie. — Injection de nitrate d'argent.

Température avant opération, 38.8.
Juillet. L'animal étant fixé, 39,2.
Température après opération, 39,8.
Température 12 heures après, 39,8.
L'animal est fixé sur la table dans la position verticale, nous pratiquons la trachéotomie et nous injectons, par la sonde introduite dans les bronches, 12 centimètres cubes d'eau distillée contenant 12 centigrammes de nitrate d'argent.

L'animal aussitôt après l'expérience est mis en liberté. Il est pris de violents accès de toux, il fait des efforts expulsifs et vomit plusieurs fois. Il se blottit dans un coin du laboratoire, puis un quart d'heure après il se lève, s'agite en tout sens, est pris de dyspnée intense, sa respiration s'accélère. Nous constatons un emphysème sous-cutané dans les régions cervicales et sous-maxillaires. L'animal succombe vingt-quatre heures après l'opération.

Autopsie. Le poumon droit est légèrement congestionné. Il présente une coloration rosée, pâle dans presque toute son étendue.

Le poumon gauche offre une coloration rouge foncé avec quelques points ecchymotiques.

Le lobe inférieur présente un foyer congestionné; le tissu ne crépite pas et revêt un aspect atélectasique. Ce lobe est plus tendu que le supérieur. Le tissu pulmonaire flotte entre deux eaux.

La trachée présente une coloration rosée par place. Elle renferme un liquide spumeux. Les bronches du côté gauche sont d'un rouge vineux et cette coloration s'étend aux plus petites divisions. La muqueuse bronchique est vascularisée et présente des arborisations très fines. Cà et là sur la surface pulmonaire et à la coupe existent des points ecchymotiques. Sa surface de section laisse écouler du sang foncé en assez grande abondance et surtout dans les parties qui sont résistantes au toucher, tendues et colorées en rouge brun.

Dans tous les départements pulmonaires qui sont le siège d'une congestion intense et d'une coloration, le tissu pulmonaire a augmenté de consistance et certaines parties plongées dans l'eau flottent incomplètement dans le liquide.

EXPÉRIENCE V.

Chien, taille moyenne. — Durée de l'expérience, un mois. —
Trachéotomie. — Injection de nitrate d'argent.

20 septembre. Température en liberté, 39,1 ; l'animal étant fixé, 38,5, et après l'opération, 39,2. Par le même procédé que précédemment et en tenant compte de l'espace nuisible de la sonde, nous injectons au chien dans les bronches 5 centigrammes de nitrate d'argent. La solution étant au 1 0/0.

La numération des globules rouges donne 5,084,500.

21. T. 40,1. La toux est fréquente. L'animal reste immobile.

22. T. 40,2. La percussion ne décèle rien d'anormal.

A l'auscultation, nous percevons quelques râles sous-crépitants à gauche. La respiration est forte à droite, l'expiration est soufflante et on entend des ronchus expiratoires. La dyspnée est assez prononcée.

Nous comptons 38 à 40 respirations par minute.

23. T. 40,2.

24. T. 40,2. La respiration est toujours accélérée, l'animal tousse toujours. Mêmes signes stéthoscopiques.

Les urines des 24 heures contiennent pour 80 centimètres cubes : 2 gr. 31 d'urée.

25. T. 40,2.

26. T. 39,6. La dyspnée est moins prononcée ; on entend quelques râles sous-crépitants à droite ; l'expiration est soufflante.

La numération des globules rouges donne 4,376,400.

L'animal urine, du 24 au 27, 132 centimètres cubes qui contiennent 5 gr. 21 d'urée.

27. T. 39,2.

28. T. 39,5. L'auscultation décèle à droite du souffle expiratoire avec quelques râles sous-crépitants disséminés. La respiration à gauche est puérile.

L'urée éliminée s'élève au chiffre de 7 gr. 646 milligr. pour les 48 heures.

29. T. 39,6

30. T. 39,2. Injection dans les bronches de 6 centigrammes de nitrate d'argent. Même solution.

Température après l'opération : 38,6.

L'animal a eu plusieurs vomissements immédiatement après l'opération. Il tousse beaucoup. Quantité d'urines, 428 centimètres cubes. Urée, 4 gr. 284 milligr.

1er octobre. T. 40,2.

2. T. 40,4. La toux est toujours très fréquente; la respiration est forte, rugueuse. La dyspnée très prononcée. Le nombre des respirations s'élève à 40 par minute. L'expiration est soufflante.

La numération des globules rouges donne 4,191,700.

Quantité d'urine : 306 centimètres cubes.

Urée du 30 au 2. 7 gr. 956 milligr.

3. T. 39,6. La toux est persistante. Le chien n'a pas uriné depuis 24 heures.

Globules rouges, 4,166,600.

4. T. 39.

5. T. 39. Injection de 8 centigrammes de nitrate d'argent. La température, après l'opération, descend à 38,5.

Quantite d'urine, 111 centimètres cubes.

Urée, 8 gr. 946 milligr.

6. T. 39,5. Le chien est très abattu, ne fait aucun mouvement.

7. T. 38,3. La dyspnée est prononcée. 35 respirations par minute. La toux est fréquente. Pas de quintes. La soif est intense. L'expiration est forte, l'inspiration est soufflante. On entend des râles sous-crépitants nombreux surtout à droite.

Urine des 48 heures, 150 centimètres cubes.

Urée, 12 gr. 09.

8. T. 39,2. La toux persiste avec la même fréquence. Les signes stéthoscopiques sont les mêmes. La soif est vive ; l'animal mange peu.

La numération des globules rouges donne 4,241,900.

L'animal n'a pas uriné depuis 24 heures.

9. T. 39.

10. T. 38,5. Les urines des 48 heures contiennent 10 grammes 362 milligrammes d'urée. La quantité d'urine est de 171 centimètres cubes.

L'animal s'amaigrit beaucoup.

11. T. 38,8.

12. T. 39,1. Quantité d'urine, 155 centimètres cubes. Urée des 48 heures, 6 gr. 06.

Injection de 0,07 centigr. de nitrate d'argent.

13. T. 39,2. Numération des globules, 3,041,100.

14. T. 39,1. Râles sibilants, sous-crépitants à bulles moyennes à gauche. Respiration forte. Souffle expiratoire intense à droite. L'animal a uriné 133 centimètres cubes qui contiennent 7 gr. 53 centigrames d'urée.

15. T. 39,4. N'a pas uriné.

16. T. 38,8. Quelques centimètres cubes d'urine.

L'animal est confiné dans sa cabine où il reste toujours à la même place. Tousse moins fréquemment, et son amaigrissement est considérable.

17. T. 38,8. Quantité d'urine, 160 centimètres cubes et 6 gr. 397 milligrammes d'urée.

18. T. 38. Numération des globules, 4,066,200.

19. T. 38,2. 130 centimètres cubes d'urine et 5 gr. 25 centigr. d'urée.

20. T. 37,1. 35 centimètres cubes d'urine et 1 gr. 552 milligr. d'urée,

21. T. 36,8.

22. T. 36. L'animal est mort à 7 heures du matin. Il a uriné 96 centimètres cubes en 48 heures, et a excrété 4 gr. 876 milligr. d'urée.

Autopsie, 4 heures après la mort. — La plèvre droite est dépolie, rugueuse et d'un blanc terne.

Il existe des adhérences nombreuses à droite, adhérences qui relient la face externe de la plèvre viscérale du lobe inférieure à la plèvre pariétale.

Le lobe inférieur est le siège d'une hépatisation manifeste. Il est résistant, ne crépite point.

La surface de section présente un aspect rouge brun, et laisse écouler une petite quantité de liquide sanguinolent. Le tissu, plongé dans l'eau, gagne rapidement le fond du vase. A la partie supérieure on distingue des points de congestion des zones déprimées, affaissées. Sur ce lobe, il y a des parties d'une teinte rouge sombre à côté d'autres d'un rouge plus clair.

Sur la face diaphragmatique du lobe inférieur, il existe des foyers grisâtres correspondant aux parties hépatisées.

Le poumon gauche présente des départements d'un rouge violet, des plaques atélectasiques, autour, des zones pulmonaires d'un rouge plus clair et qui sont le siège d'un léger emphysème.

Sur le lobe moyen, le toucher fait découvrir quelques petits noyaux disséminés, et, à leur niveau, il existe quelques points jaunâtres.

Le bord du lobe supérieur et la languette antérieure sont le siège d'emphysème.

Sur le poumon droit, on constate des adhérences qui existent sur la face externe ; elles sont de nature fibreuse et se sont produites au niveau des monticules dépassant la surface pulmonaire. Ces monticules correspondent à des noyaux de pneumonie lobulaire qui sont disséminés et rappellent assez bien la forme mamelonnée très accentuée.

La plèvre est parcourue par des réseaux vasculaires de nouvelle formation considérables et répandus sur tout le département du poumon induré. D'ailleurs, aucun des points de ce lobe inférieur ne présente de trace de crépitation.

A l'œil nu, à la loupe, et sur une coupe, la vascularisation des bronches n'excède pas la limite normale. Dans les petites bronches, on fait sourdre un peu de liquide d'aspect gommeux, et, sur la coupe, on aperçoit des noyaux de pneumonie lobulaire bien délimitée, les uns ramollis au centre, les autres en voie de ramollissement, du volume d'un petit pois ou d'une noisette, parfaitement délimités, d'une couleur rougeâtre, rouge rouille ou mieux ayant la coloration d'un foyer sanguin qui a macéré dans l'alcool.

Le tissu pulmonaire tout entier est devenu plus fibreux, et le système bronchique est un peu dilaté.

Au niveau des noyaux, la plèvre est épaissie, et entre eux on voit le tissu conjonctif qui est également épaissi.

Sur les autres lobes, on trouve de la splénisation souvent sans noyaux inflammatoires ; cependant la plèvre est un peu enflammée.

Vers la racine du lobe supérieur on voit de la splénisation qui suit le trajet des vaisseaux et des bronches, et, sur la coupe, apparaissent des noyaux d'hépatisation avec léger état granuleux.

Piogey. 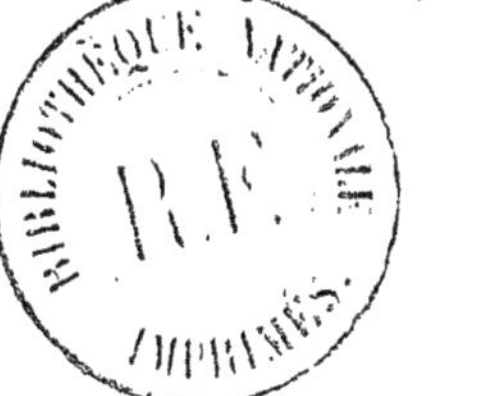 7

C'est surtout vers les languettes pulmonaires que l'on retrouvé cette splénisation.

Du côté opposé, vers les languettes correspondantes, il y a également de la splénisation, et dans le lobe inférieur surtout vers la racine, on voit à la surface des taches déprimées au centre un peu relevée à la périphérie, qui ne sont autre chose que de la pneumonie lobulaire ancienne.

La circonférence est très mal délimitée au niveau de la coupe. Le tissu est un peu scléreux.

La partie du péricarde qui confine aux lobes affectés présente quelques fausses membranes.

Les ganglions bronchiques sont le siège d'une tuméfaction notable.

Le cœur est rempli de caillots, mais n'est pas trop distendu.

Le poids total des deux poumons débarrassés des parties fibreuses et des bronches est de 85 grammes.

Le poumon droit pèse 51 grammes.

Id   gauche,   34   —

Le lobe inférieur droit pèse 22 grammes.

Id.   id.   gauche,   20   —

Le volume du lobe inférieur gauche, qui est moins altéré, est supérieur à son homologue.

Le lobe inférieur droit mesure 20 centimètres cubes, tandis que le lobe inférieur gauche déplace 21 centimètres cubes et demi.

EXPÉRIENCE VI.

Chien, taille moyenne. — Poids, 10 kilogr. — Trachéotomie.
Injection de pus. — Août; durée de l'expérience, 26 jours.

Température avant opération, 39; après, 39.

24 août. Injection de 4 centimètres cubes de pus.

Numération des globules, 5,800,300.

25. T. 40.

26. T. 39,9.

27. T. 39,7.

28. T. 39,3.

29. T. 39,6.

30. T. 39,5.

31. T. 38,8.

1er septembre. T. 39.

2. T. 39,8. Injection de 4 centimètres cubes de pus.

3. T. 39.

4. T. 39,7. Numération des globules, 5,070,200.

5. T. 39.

6. T. 39,8. La respiration paraît peu modifiée. Elle est un peu forte et accélérée.

7. T. 38,9.

8. T. 38,9.

10. T. 39.

11. T. 39.

12. T. 38,8. Quelques râles sous-crépitants moyens disséminés des deux côtés de la poitrine. L'expiration est un peu rude à droite.

13. T. 39,6.

14. T. 38,9.

15. T. 39.

16. T. 38,9. La numératien des globules donne 4,387,500.

19. T. 38,8. Mort le 26.

Autopsie. A l'ouverture du thorax, on constate que les poumons sont plutôt pâles avec quelques points de congestion et d'affaissement au niveau de ces foyers congestionnés. Dans le lobe inférieur, c'est-à-dire dans celui qui reçoit la bronche dans le sens rectiligne, on trouve à la partie antérieure et interne une grande quantité de grains miliaires, dont les uns sont isolés, quelques-uns conglomérés, avec de la congestion et de l'affaissement du parenchyme. Ils donnent une sensation un peu grenue au doigt.

Ces granulations ressemblent tout à fait à des granulations tuberculeuses.

Cependant elles sont constituées en partie par une substance solide et mi-partie par une matière demi-liquide ; de plus, elles sont irrégulières. Ce sont évidemment de petits abcès miliaires.

Il y en a même qui sont développés sur le trajet des bronchioles. Ailleurs pas de lésions, si ce n'est quelques points ecchymotiques avec affaissement.

Les granulations miliaires sont superficielles et profondes.

Expérience VII.

Chien, forte taille. — Poids, 13 kilogr. 350. — Trachéotomie
Injection de mercure dans les bronches.

14 septembre. Température, l'animal étant en liberté, 39,3.
Numération des globules sanguins, 6,534,100.

15. La trachéotomie est pratiquée, une sonde est introduite dans les voies respiratoires et une injection de mercure est faite. L'animal est maintenu dans la position verticale pendant une heure environ, et sept centimètres cubes de mercure sont poussés dans les bronches.

La température avant l'expérience, l'animal étant fixé, s'élève à 39,4, après 39,2.

Des vomissements surviennent aussitôt après l'opération. Environ trois centimètres cubes de mercure ont été rejetés pendant l'heure qui a suivi l'opération.

16. T. 40,1.

17. T. 39,6. Le chien tousse de temps en temps. La respiration, à part cela, est normale.

18. T. 39,4. La toux a augmenté de fréquence. La respiration est modifiée, elle est plus forte, rude.

19. T. 39,4.

20. T. 39,6. A gauche, l'inspiration est rude, l'expiration est légèrement soufflante. On perçoit quelques râles sous-crépitants fins à droite. La toux persiste.

21. T. 39,5.

22. T. 39,4.

Les mouvements respiratoires sont amples.

La numération des globules sanguins donne 6,074,200.

23. T. 39,4.

24. T. 39,5.

25. T. 39,5. Injection de six centimètres cubes de mercure dans les bronches par le même procédé.

Efforts de vomissements et vomissements consécutifs à l'opération ; l'animal n'a rendu que quelques gouttelettes de mercure. Il est resté maintenu dans la position verticale pendant une heure. Les quintes de toux augmentent de fréquence.

26. T. 40,2. A droite, l'expiration est soufflante, la respiration est puérile. A gauche, le souffle expiratoire est moins intense. On perçoit des râles sous-crépitants à moyennes bulles qui sont disséminées des deux côtés de la poitrine. Il y a accélération des mouvements respiratoires.

27. T. 39,6. La dyspnée est prononcée. La toux est fréquente et les mêmes signes stéthoscopiques sont observés. La numération des globules rouges donne 5,271,000.

28. T. 39,8.

29. T. 39,5.

30. T. 39,4. Introduction de six centimètres cubes de mercure dans les bronches.

1ᵉʳ octobre. T. 39,9. L'auscultation décèle des râles sibilants à droite, une respiration rugueuse et une expiration légèrement soufflante. La toux est continue, très fréquente.

2. T. 39,4.

3. T. 39,6. Des râles sous-crépitants à moyennes bulles sont perçus à droite, ainsi qu'une expiration soufflante.

A gauche on entend des râles muqueux, sous-crépitants, nombreux. L'animal continue à tousser. La dyspnée est marquée, la respiration est très accélérée.

4. T. 39,6. Nous observons un amaigrissement considérable. L'animal boit bien, et son appétit a peu diminué. Son poids est de 11 kilogr. 800 grammes.

5 T. 39,4. La numération des globules donne 5,309,200.

6. T. 39. Le chien continue à tousser fréquemment et expectore des crachats ressemblant à des crachats panachés muco-puriformes.

Si on les examine au microscope, on reconnaît qu'ils sont formés par la réunion de petits points composés de leucocytes plus ou moins granuleux.

Ces petits amas nagent dans de la mucine, et leur teinte spéciale est due à la présence d'hématies éparses en nombre variable.

7. T. 39. Les selles ont une consistance demi-liquide.

8. T. 39. L'auscultation pratiquée avec le plus grand soin décèle des râles muqueux, sous-crépitants, à bulles grosses et moyennes. La percussion ne donne aucun résultat, ni indication précise. Il existe un souffle expiratoire très fort des deux côtés.

La respiration est suspirieuse, les mouvements respiratoires ont une amplitude remarquable.

L'animal est plongé dans un grand abattement 'et n'exécute que des mouvements forcés. Il a des selles semi-liquides et plus fréquentes.

La numération des globules donne 5,049,100.

9. T. 36,7. Les mouvements respiratoires sont ralentis considéblement; 10 à 12 par minute, lorsque quatre jours avant on en comptait 25 à 30 par minute.

10. T. 29,8. Six heures avant la mort, la numération des globules est faite et donne 3,037,400. Poids, 10 kilogr. 500.

L'animal est dans le marasme, et d'une maigreur extrême.

Autopsie. Les lésions sont disséminées dans les deux poumons et siègent surtout dans les parties périphériques et plus particulièrement vers les bords, tandis que vers les bronches elles sont moins accentuées.

En ouvrant le thorax, on aperçoit une myriade de grains miliaires de mercure sur la plèvre viscérale. En soulevant la masse pulmonaire, en la suspendant par la trachée, le mercure filtre au travers du parenchyme et de la plèvre viscérale, et on peut en recueillir deux centimètres cubes environ.

Les lésions consistent en des points d'affaissement, d'atélectasie du parenchyme pulmonaire, de la splénisation, et ces lésions se détachent sur les zones voisines qui sont blanchâtres et manifestement plus saillantes.

On remarque des parties limitées aux bases de couleur foncée et brunâtre qui résistent à la pression du doigt.

On rencontre des points jaunâtres, multiples, d'un jaune blanchâtre, disséminés ou agglomérés.

Au centre de chacun de ces nodules, on trouve un grain de mercure bien reconnaissable, et autour il existe une teinte d'un blanc jaunâtre qui forme une sorte de paroi inflammatoire et même purulente. Il s'en échappe un liquide blanchâtre, laiteux, qui n'est autre que du pus.

Sur une coupe, les nodules forment de petits foyers miliaires, d'où s'écoulent des gouttelettes de pus.

Parfois les grains de mercure sont petits, multiples, quoique le noyau purulent soit assez volumineux.

Dans les points où il y a confluence, on voit une grande quantité de grains de mercure.

Ce qui est remarquable, c'est l'extrême division du mercure inecté en masse, et on peut dire que le système bronchique est un vrai système diviseur.

Dans les bronches on remarque des rougeurs qui s'étendent jusque dans celle de cinquième ou sixième ordre et même dans les bronchioles.

La muqueuse est le siège de vascularisations très nombreuses ; elle paraît tuméfiée partout où on rencontre les mucosités bronchiques, d'aspect jaunâtre et muco-purulent.

La trachée est également rouge et est le siège de mucosités purulentes. On aperçoit même des glandules un peu hypertrophiées.

Les ganglions bronchiques sont très tuméfiés.

Le cœur est distendu par des caillots.

EXPÉRIENCE VIII.

Jeune chien, terre-neuve. — Septembre. — Trachéotomie. — Injection dans les bronches à l'aide d'une sonde. — Vingt centimètres cubes de pus provenant d'un abcès par congestion.

3 septembre. Température en liberté, 38,8.

La numération des globules rouges donne 5,371,400.

4. T. 39,6. Tousse de temps en temps.

5. T. 39,7. La respiration est rude, plus forte à droite. La soif est très vive.

6. T. 39,2.

7. T. 38,7. La diarrhée apparaît. Les selles sont fréquentes. Numération des globules, 5,220,800.

8. T. 39,6. Quelques râles muqueux à droite. Légère sibilance respiratoire. Soif vive. Mange bien.

9. T. 38,6.

10. T. 39,4.

11. T. 38,8. L'auscultation décèle des râles sous-crépitants disséminés à gauche et à droite. La respiration présente de la rudesse.

12. T. 38,8.

13. T. 38,2.

14. T. 39,1. Les signes stéthoscopiques sont à peu près les mêmes. Numération des globules, 4,593,000.

15. T. 39,6.

Le 20. L'animal est sacrifié par effusion de sang en faisant une ouverture à l'artère fémorale. Au début de l'hémorrhagie, la numération des globules sanguins donne 4,567,200. Faite avec les dernières gouttes, nous obtenons 3,539,100.

Nécropsie. — Vers la languette supérieure du poumon gauche, on trouve des points demi-transparents, sous-pleuraux. Vers la racine, il existe un léger degré d'emphysème. Le lobe inférieur paraît congestionné sans présenter trop de lésions. La congestion existe également assez marquée du côté opposé sur le lobe inférieur. On y constate quelques points miliaires sous-pleuraux, on en trouve aussi quelques-uns disséminés dans le parenchyme. Dans certains départements pulmonaires, il existe quelques points de couleur rouge sombre et qui ressemblent beaucoup à des parties atelectasiées.

La trachée est le siège d'une rougeur peu intense. Les bronches sont rouges et leur surface interne est recouverte de mucosités sanguinolentes.

EXPÉRIENCE IX.

Chien, taille moyenne. — Trachéotomie. — Introduction de la sonde en gomme et injection dans les bronches de plusieurs centimètres cubes de mercure.

Température avant l'opération, 39,7.
—   après   —   40.

20 juin. T. 39,7. La numération des globules donne 5,195,100.

21. T. 39,8.

22. T. 39,4. L'animal boit et mange comme à l'ordinaire.

23. T. 39,2. La toux apparaît de temps en temps. A part ce phénomène, on dirait que l'animal est dans un état parfait de santé. Le 23, nous pratiquons une nouvelle trachéotomie et injectons dans la trachée et les bronches par le même procédé 4 centimètres cubes de mercure. La température après l'expérience s'élève à 39,8.

Une première numération des globules donne 5,220,200 ; une seconde, 5,195,100.

24. T. 39,2.

25. T. 39,3. La respiration est rude. La dyspnée paraît très prononcée. La respiration se fait lentement et par des mouvements inspiratoires profonds. Il existe une légère sibilance des deux côtés du thorax.

26. T. 39,3. 5,059,400 de globules sanguins.

27. T. 39,2.

28. T. 40,6. L'auscultation décèle des râles sous-crépitants à grosses bulles très nombreux. La respiration est rude. L'expiration soufflante à droite. A gauche, on perçoit des râles secs, sibilants sous-crépitants, fins, en assez grand nombre.

30. T. 40,6. La respiration est accélérée. La toux est fréquente. La soif est vive. L'appétit est considérablement diminué.

1er juillet. T. 40,8.

2. T. 40,2. L'animal est prostré, il reste couché et ne fait que des mouvements forcés.

3. T. 40,2. Mêmes signes stéthoscopiques.

4. T. 40,2. Chaqde fois qu'on oblige le chien à exécuter des mouvements, la toux survient. Numération des globules, 4,693,700.

5. T. 39,8.

6. T. 40,2.

7. T. 40,4. Les respiration sont profondes, les mouvements inspiratoires ont une grande amplitude. [L'animal est abattu, et ne fait aucun mouvement.

8. T. 40. Numération des globules, 4,618,400.

9. Au moment de l'agonie, 35,1.

Autopsie. — *Poumon droit.* — On remarque sur le tiers interne du lobe supérieur une multitude de petits grains de mercure de la grosseur d'un millet. Rien de semblable du côté opposé. Au milieu de ce maximum de grains de mercure, on voit le tissu pulmonaire d'un rouge bleuâtre.

On retrouve les mêmes grains vers le bord externe, mais beaucoup plus discrets, moins abondants et à leur niveau le tissu pulmonaire est plus grisâtre dans une zone de 3 millimètres à peu près. Voilà pour la face externe.

Sur la face interne, on trouve plusieurs grains de mercure souspleuraux, un peu disséminés faisant saillie, et avec eux le parenchyme pulmonaire. Vers la partie supérieure du lobe, on remarque une plus grande abondance de grains de mercure qui sont entourés d'une zone d'un rouge cerise. Le lobe moyen présente des lésions dans ses deux tiers externes. Dans son tiers moyen, il est ecchymosé, et dans sa languette la plus externe on trouve de la rougeur du parenchyme pulmonaire, atélectasié, non crépitant, présentant dans plusieurs points des ecchymoses très étendues d'une longueur de 5 à 6 millimètres.

Mêmes lésions à la face interne de ce lobe.

Le lobe inférieur présente encore un point atelectasié avec des ecchymoses dans une languette seulement de son lobe; le reste est sain.

Poumon gauche. — On voit beaucoup moins de grains de mercure.

La languette du lobe supérieur est rouge, congestionnée dans son tiers supérieur.

Le lobe moyen dans son tiers externe présente une induration atélectasique non crépitante, avec quelques ecchymoses sans grains de mercure apparents à l'extérieur.

Dans le lobe inférieur, on remarque une congestion vers la portion adhérente avec induration atélectasique non crépitante.

Les ganglions du hile sont un peu gros.

La trachée est très peu vasculaire; elle paraît saine. On rencontre une écume bronchique jaunâtre à partir de la division des bronches.

Au microscope, on rencontre un grand nombre de noyaux dans le mucus et des hématies en grande quantité qui servent à colorer le liquide en jaune clair ainsi que des jeunes cellules leucocytiques. Ce mucus ressemble tout à fait aux crachats de pneumonie.

Les vaisseaux contiennent peu de sang.

Le cœur n'est pas gros, il est normal.

A la coupe, on trouve des granulations mercurielles dans l'épaisseur du parenchyme, surtout dans le sommet du côté droit; mais on en trouve partout sous la forme d'un point, tellement ils sont fins. Ces points brillants se rencontrent en quantité innombrable. Dans les parties qui paraissent saines, on ne rencontre pas les mêmes grains, aussi bien dans le poumon gauche que dans le droit.

Le lobe inférieur droit est en partie congestionné.

Examen histologique. — Les nodules pseudo-tuberculeux disséminés soit à la surface du poumon, soit dans sa profondeur, sont le plus souvent isolés les uns des autres, plus rarement confluents et formant de petites masses de la grosseur d'une lentille.

Lorsqu'on les examine histologiquement à l'état frais, on voit surtout après la coloration par le picro-carminate une augmentation du nombre des cellules épithéliales qui sont gonflées et ont augmenté du tiers ou de la moitié de leur volume; l'espace clair laissé entre le noyau et la périphérie est plus considérable; de plus on aperçoit des granulations graisseuses, nombreuses, parfois conglomérées sous la forme de corps granuleux qui ne sont autre chose le plus souvent que des cellules épithéliales dégénérées.

Sur une coupe qui a durci successivement dans l'alcool, l'acide picrique, la gomme et l'alcool, on constate d'abord à la loupe le même aspect noduleux de pseudo-tubercules d'un blanc jaunâtre tranchant nettement sur la couleur rouge du tissu ambiant. Il est facile de constater également qu'au centre de chacun de ces nodules, il existe de petites masses arrondies, quelquefois microscopiques, qui ne sont autre chose que du mercure très divisé.

Après la coloration par le picro-carminate on voit également de nombreux éléments cellulaires qui remplissent complètement les alvéoles, tandis qu'autour, les espaces alvéolaires sont libres; la zone dans laquelle la phlegmasie secondaire est survenue est en général de faible diamètre. On voit encore malgré le séjour dans l'alcool quelques corps granuleux plus pâles et des granulations assez nombreuses au niveau des nodules.

Lorsqu'on examine, au point de vue de l'anatomie topographique, on voit que ces nodules sont tantôt à l'extrémité des bronchioles lobulaires, tantôt sur leur trajet formant parfois de petites grappes péri bronchiques. Il ne reste plus autour qu'un peu de congestion, avec légère atélectasie lorsque les grains mercuriaux sont rapprochés les uns des autres.

Réflexion. — Il est bien évident que c'est le corps étranger qui a provoqué autour de lui dans une zone bien délimitée les nodules inflammatoires décrits ci-dessus, qui sont constitués par des cellules épithéliales augmentées en nombre, dont on surprend parfois dans certaines préparations la segmentation et du corps et du noyau. Mais cette influence ne s'étend pas au-delà d'une certaine zone très restreinte pour un même fragment mercuriel.

Au point de vue clinique, il est donc très important de voir que certaines pneumonies lobulaires sont aussi limitées que dans nos injections mercurielles.

Les pneumonies vésiculaires, par exemple, en sont un type. Il est donc permis de supposer, au point de vue pathogénique, que dans les pneumonies lobulaires, il doit exister des corps irritants le plus souvent venus des bronches et qui, placés dans les extrémités des bronchioles, irritent les éléments du parenchyme dans une zone limitée et non pas diffuse comme dans la pneumonie franche.

La coloration du blanc jaunâtre est due uniquement à la dégénérescence granulo-graisseuse du tissu en prolifération.

Ces nodules ne sont pas des tubercules, car la constitution histologique est loin de ressembler à celle de la granulation tuberculeuse.

L'évolution dans le cas du mercure se fait d'un seul coup ; dans le tubercule vrai, il y a plusieurs couches concentriques : « Cellules géantes au centre ; épithélioïdes dans la zone moyenne et embryonnaires à la périphérie. Tandis que dans nos pseudo-tubercules les couches sont uniformément composées de cellules épithéliales. Cependant sur certaines préparations, la dégénérescence du centre du nodule entouré de cellules épithéliales ressemble plus ou moins à des tubercules. Ce n'est que par l'examen des nodules moins avancés en évolution qu'on peut constater les faits signalés plus haut. Quant à l'apparence extérieure de ces nodules, ils sont saillants, parfois jaunâtres au centre et il serait impossible de les distinguer des tubercules vrais à l'œil nu. On voit donc que même histologiquement, on peut être embarrassé, si l'on s'en tient exclusivement à l'examen histologique.

Tellement, il est vrai, qu'il faut toujours prendre en considération plusieurs éléments au lieu d'un seul : tels que genèse étiologique, caractères concomitants, examen à l'œil nu et à la loupe et au microscope.

En agissant ainsi, on arrive le plus souvent à déterminer la nature d'une lésion.

Nous remarquerons également, dans ces injections mercurielles, l'irritation des bronches qui va jusqu'à la diapédèse des hématies et fait ressembler les crachats du chien en expérience aux crachats des pneumoniques.

La ressemblance avec les tubercules existe surtout pour les nodules sous-pleuraux.

En dernier lieu, nous ferons remarquer l'extrême division du mercure par le système bronchique et ensuite combien facilement le mercure pénètre sous la plèvre, aidé par la force inspiratoire qui est, comme on le voit, considérable.

On ne voit donc pas pourquoi le pus, chez l'homme, qui existe dans les bronches ne serait pas poussé de la même manière dans les alvéoles pour y produire la même irritation et y déterminer la pneumonie vésiculaire et nodulaire. (Voir planche II).

Expérience X.

Chien, taille moyenne. — Poids, 7 kilogr. — Octobre. — Trac héoto
mie. — Introduction d'une sonde en gomme dans les bronches et
injection de cinq centimètres cubes d'eau saturée de chlore. — Durée de l'expérience, huit jours.

Dans cette expérience nous avons tenu compte de l'espace nuisible de la sonde.

6. Température avant l'opération, 38,8.
    Id.   après   id.   38,6.
Numération des globules, 5,773,000.

7. T. 39,6. Dyspnée très accentuée. 60 respirations par minute.
Toux sèche.

8. T. 39,6. La dyspnée persiste. 70 respiration par minute. Les
mouvements respiratoires sont profonds. La soif paraît vive.

9. T. 39,6. Mêmes signes. L'animal est abattu. Il tousse fréquemment. Selles liquides et nombreuses et d'aspect brunâtre.

10. T. 38, 6. Les mouvements respiratoires très accélérés s'élèvent
à 85 par minute. La toux est continuelle. La soif est intense, vive.

L'animal ne mange pas.

La respiration est forte, rude à droite.

A gauche, l'auscultation décèle des râles sous-crépitants à petites bulles, des râles sibilants.

Selles nombreuses sanguinolentes.

La numération des globules sanguins donne 6,781,000.

Le ténesme rectal est facilement observé.

11. T. 37,6. L'animal est dans un état d'affaiblissement notable.

Il est abattu et reste immobile, l'œil morne et fixe.

Les selles dysentériques continuent. Le ténesme est très appréciable.

L'animal meurt dans la nuit du 11 au 12.

Poids, 6,600 grammes.

Nécropsie, 6 heures après la mort. L'intestin grêle n'est le siège
d'aucune altération.

Il n'en est pas même du gros intestin, qui est très rouge et présente des ecchymoses multiples punctiformes, et cela dans toute l'étendue du rectum du côlon descendant et transverse.

Le foie offre une coloration noirâtre, et, sur les bords, il existe des points noirs assez nombreux.

Les vaisseaux pulmonaires sont gorgés de sang.

Les poumons sont bleuâtres, et, à leur surface, on remarque des ecchymoses sous-pleurales disséminées et se présentant sous l'apparence de points ou de plaques assez étendues.

Ils crépitent dans presque toute leur étendue, excepté vers les bases, où ils crépitent moins.

Le droit paraît plus congestionné et sa coloration est rouge brun. La coupe présente une teinte très foncée, et un liquide noirâtre très diffluent s'écoule de la surface de section.

On constate un peu de muco-pus, léger, clair, un peu jaunâtre dans les bronches.

Dans l'intérieur du parenchyme, il existe des taches ecchymotiques circonscrites dont la coloration varie du rouge, au brun foncé, au noir de sœpia.

La trachée est rouge, il y a, à la surface, du muco-pus qui est légèrement sanguinolent.

On y remarque de vastes arborisations vasculaires qui existent également sur les bronches.

Le muco-pus est très abondant dans les bronches de première et de deuxième divisions et même dans celles de plus petite dimension.

Les ganglions du hile commencent à être le siège d'une tuméfaction notable.

Examen histologique. — Ce qui frappe tout d'abord, c'est l'aspect bleuâtre du poumon qui est en rapport avec l'altération de l'hémoglobine par le chlore qui a pénétré dans les vaisseaux, altération que l'on peut reproduire facilement dane le vase à expérience avec une solution d'hémoglobine. En effet, si dans un vase précipité contenant une solution claire d'hémoglobine d'un rouge intense on vient à ajouter quelques gouttes de chlore, immédiatement la couleur rouge se fonce et même peut devenir noirâtre. Ce qui tient à une altération profonde de l'hémoglobine qui se transforme en une matière analogue à l'hématine. Ce fait nous rend compte de l'aspect noirâtre que prennent les tissus parenchymateux. En même temps ils se congestionnent ; c'est ce qui a lieu pour les poumons après l'injection d'eau de chlore.

L'action du chlore est essentiellement hyperémiante ; nous en avons des preuves dans la rougeur intense de la trachée et des divisions bronchiques. L'hyperémie va même jusqu'à la diapédèse des hématies avec hypersécrétion de mucine.

A la loupe, on voit très bien que par place les hématies sont sorties hors des vaisseaux par l'aspect des ecchymoses punctiformes qui existent soit à l'intérieur du parenchyme, soit à la surface de la plèvre, soit même dans d'autres points de l'organisme, par exemple, à face interne du gros intestin ou à la surface des séreuses. Sous l'eau et sur une coupe suivant le trajet des bronches, on voit la rougeur se distribuer le long des canaux broncho-pulmonaires, dans le tissu qui environne ces organes. De plus, on voit des points noirâtres vésiculaires circonscrits, soit dans le parenchyme, soit près de la surface du poumon, ou dans les languettes pulmonaires où ils offrent un aspect triangulaire.

Sur une coupe fraîche, au microscope, on constate de nombreuses hématies qui infiltrent le parenchyme et remplissent les alvéoles. Sur des coupes ayant durci successivement dans l'alcool, la gomme, puis l'alcool, on constate très nettement que les vaisseaux sont plus nombreux qu'à l'état normal. Ils sont distendus, gorgés d'hématies et apparaissent sous la forme de lignes en mosaïque.

Sur ces coupes et dans ces points, il ne semble pas que la diapédèse soit très intense ; mais, au niveau des ecchymoses, on peut voir l'issue des globules rouges en dehors des vaisseaux.

Remarque. — Ce qui domine dans l'injection d'eau de chlore, c'est l'altération de l'hémogloline par le chlore, qui donne aux tissus une couleur particulière. En second lieu, ce sont les phénomènes de congestion intense qui vont jusqu'à la diapédèse des globules rouges. Mais indépendamment de ces troubles diffus, l'eau de chlore injectée dans les bronches produit des lésions lobulaires circonscrites à certains petits départements de l'organe. Ce sont des lésions d'irritation produites par la solution gazeuse injectée. Quand on examine avec soin l'épithélium, il est bien un peu tuméfié, mais la multiplication des cellules est très légère.

Expérience XI.

Chien, 8 kil. 500. — Trachéotomie. — Avril. — Injection
de cantharidine.

Sur ce chien nous pratiquons la trachéotomie, et, après avoir
introduit une sonde dans les bronches, nous injectons environ
10 centigrammes de cantharidine en suspension dans l'eau distillée.

T. avant opération, 39,8.

T. après opération, 38,8.

La mort arrive 6 heures après l'opération. Pendant ce temps
l'animal présente une respiration accélérée, anxieuse, puis l'amplitude des mouvements respiratoires devient plus grande. La toux
est fréquente, continue. Il y a d'abord une agitation à laquelle fait
bientôt place une prostration, un état de calme, d'abattement; la
température s'abaisse progressivement.

Autopsie. Légère atélectasie vers l'extrémité de la languette du
poumon droit avec ecchymoses sous-pleurales et sorte de petits
foyers d'infarctus dans le lobe inférieur du côté droit.

Dans le lobe inférieur gauche, on voit de la congestion avec des
points plus accentués; toutefois à la partie inférieure.

La trachée contient de la spume sanguinolente, résultat de l'as-
phyxie.

La rougeur apparaît dans les bronches, surtout au milieu. C'est
un rouge violacé sans phlyctène, ni soulèvement épithélial quel-
conque.

Néanmoins il existe des mucosités jusque dans les dernières lésions bronchiques, tandis que du côté où le poumon paraît sain et
pâle, c'est-à-dire à droite, les bronches sont pâles, plutôt anémiées
Là aussi le poumon est pâle, bien qu'on y trouve aussi des mucosités sanguinolentes; c'est que l'injection a surtout pénétré
à gauche. La phlegmasie ou la congestion tout au moins
s'est propagée au poumon et n'est pas restée cantonnée aux
bronches.

Au niveau où il existe des ecchymoses, on voit que celles-ci ont
pénétré jusque dans le parenchyme. Là où l'injection n'a pas pénétré, il y a anémie.

Piogey.   8

Expérience XII.

Avril. — Chien, taille moyenne. — Trachéotomie. — Injection de cantharidine en suspension dans l'eau distillée, 10 centig. environ

T. avant expérience, 39,8.

T. après — 38,9.

L'animal est pris d'un violent accès de toux aussitôt après l'injection. Il est agité, puis bientôt il tombe dans un abattement auquel succède rapidement la mort. Pendant ce temps la respiration est un peu accélérée; mais ce qu'il y a de remarquable, c'est l'amplitude des mouvements respiratoires.

La mort survient 6 heures après l'opération.

Autopsie. Le poumon gauche est à peu près indemne. La coloration en est rosée, pâle dans toute son étendue.

Le poumon droit est tuméfié, rouge par places et présente des taches ecchymotiques.

Le lobe inférieur est tendu, plus volumineux que son homologue. On remarque des ecchymoses à la partie postérieure.

Trachée. La spume y est très abondante; elle est rouge, et d'un rouge uniforme.

La bronche gauche est pâle, tandis que la droite se continue avec la trachée d'un rouge intense.

Les divisions bronchiques gauches sont pâles; celles de droite au contraire sont d'un rouge vineux. Le poumon droit est congestionné et ecchymosé par place, même dans l'intérieur, où existent des points ecchymotiques.

Le lobe inférieur droit pèse 130 grammes.

Le lobe inférieur gauche pèse 80 grammes.

Le poids du poumon droit est de 250 grammes; celui du poumon gauche de 130 grammes.

Les poumons examinés 48 heures après la mort présentent toujours le piqueté noirâtre, ecchymotique, constaté quelque temps après la mort. (Voir planche VII.)

Expérience XIII.

Chien, forte taille, 14 kilogr. — Trachéotomie. — Introduction d'une
sonde dans les bronches. — Injections de nitrate d'argent en solution.

13 juin. Première opération. Température centrale avant, 39,5;
après, 39,6. Injection de 4 centigrammes de nitrate d'argent. La
solution est à 1/700. Dans cette expérience nous avons tenu compte
de l'espace nuisible de la sonde.

Aussitôt après l'opération, l'animal est pris de violentes quintes
de toux, dont la durée est de plusieurs heures. La respiration s'accélère et devient ample, profonde, il y a une dyspnée assez intense.

14. T. 39,5. Numération des globules, 5,170,000.

15. T. 39,6. Nouvelle injection de nitrate d'argent (cinq centigrammes); 39,5 après injection.

16. T. 39. Injection de 10 centigrammes de nitrate d'argent.
T. 39,2 après injection.

17. T. 39,2. La toux est continue, fréquente.

18. T. 39. L'auscultation décèle une respiration forte, rude, sibilante. La toux augmente de fréquence quand l'animal fait des
mouvements. Il mange peu, et a une soif intense.

La dyspnée est très prononcée. La respiration un peu accélérée.
Il semble qu'il y ait de l'obscurité du murmure vésiculaire.

19. T. 39,1.

20. T. 39. La toux n'a pas diminué de fréquence. Nous observons les mêmes signes stéthoscopiques.

La numération des globules sanguins donne 4,492,900.

21. T. 39.

22. T. 38,8. L'animal subit un amaigrissement notable. La soif
est toujours vive, l'appétit est très modéré. La respiration accélérée.
La toux persiste.

Rien d'anormal à la percussion. L'auscultation décèle des râles
humides, sous-crépitants, fins dans toute la poitrine, surtout à
gauche. L'inspiration et l'expiration présentent un certain degré
de rudesse.

23. T. 39,7. L'animal est un peu abattu.

24. T. 39,2. Les mêmes signes stéthoscopiques sont observés.

25. T. 39,2.

26. T. 39. Numération des globules, 4,693,700.

27. T. 38,7.

28. T. 39,4. Injection de 10 centigrammes de nitrate d'argent; après, 39,2.

29. T. 39,5. Toux très fréquente, l'animal boit beaucoup, mange peu. La respiration est sibilante des deux côtés; l'expiration est légèrement soufflante à gauche. A droite l'inspiration est rude et l'oreille perçoit des râles sous-crépitants à bulles fines disséminées.

30. T. 39,5. On constate un amaigrissement très appréciable.

1er juillet. T. 39,3. Numération des globules sanguins, 4,267,000.

2. T. 40. La respiration est accélérée.

L'auscultation décèle des deux côtés une sibilance généralisée; à droite, rudesse du murmure vésiculaire.

A droite, de l'expiration soufflante.

A gauche, il existe également un léger souffle qui paraît humé, lointain.

3. T. 40,2.

4. T. 39,9. Le souffle respiratoire localisé dans la région droite est plus facilement perçu ; il est un peu rude. A gauche, on perçoit également un léger souffle expiratoire, avec râles muqueux.

5. T. 40,2.

6. T. 40,2.

7. T. 40.

Mêmes signes stéthoscopiques.

Injection de 12 centigrammes de nitrate d'argent.

Numération des globules rouges, 4,041,100.

L'animal meurt pendant la nuit.

Poids, 11 kilogr. 700 gr.

Autopsie. Les veines pulmonaires contiennent du sang sans être très distendues. La plèvre est le siège d'exsudats très peu épais et d'une consistance assez grande. Le maximum des altérations siège dans le lobe inférieur gauche et aussi tout à fait au sommet du lobe supérieur droit.

Poumon droit. — Au niveau du lobe supérieur, la plèvre est chagrinée, a un aspect grenu. Au sommet du poumon, on trouve une induration qui s'étend le long des bords dans une étendue de

7 centimètres 1|2 et dans une profondeur dont l'épaisseur est de 22 millimètres. A ce niveau-là, à la face interne existe un exsudat léger très manifeste.

Sur la face externe du même lobe, on voit des pétéchies de 1 millimètre 1|2 de diamètre, dont les unes sont d'un rouge intense et les autres noirâtres. Plusieurs de celles qui sont noirâtres sont nodulaires. Mêmes pétéchies moins nombreuses à la face externe du lobe moyen.

Lobe inférieur droit. — On trouve vers son bord inférieur les mêmes pétéchies rouges et noirâtres.

Sur quelques-unes, le centre est noir et la périphérie rouge. De plus, on rencontre sur la face externe des points d'un vert légèrement jaune avec sensation de dureté. Vers la partie inférieure, on remarque un aspect lilas, parsemé, formant une induration de 43 millimètres. Sur ce fond lilas se découpent des espaces d'un gris jaunâtre. A la face interne de ce même lobe, on rencontre aussi cinq à six foyers d'un gris jaunâtre et de trois millimètres de diamètre, qui renferment quelques bulles d'air.

Poumon gauche. — Il existe à la portion adhérente du lobe supérieur un noyau d'induration. La portion libre est à peu près saine.

Le lobe moyen est le siège d'une légère induration vers la base. Rien vers la portion libre.

Sur le lobe inférieur, les indurations siégent à la partie postérieure ; le parenchyme de la portion libre est à peu près sain.

Vers la partie adhérente supérieure, on voit de petites zones lenticulaires d'un gris jaunâtre ; à la partie inférieure on n'aperçoit qu'une teinte jaunâtre.

Trachée. — A partir du cartilage cricoïde, la trachée est obstruée et remplie par une écume bronchique. Elle est rouge, avec des arborisations fines. Dans l'intervalle des anneaux, elle offre un aspect plus blanchâtre.

A la coupe, les bronches sont rouges avec un petit pointillé rouge lilas. Elles contiennent du mucus aéré, de la spume. Au niveau des points grisâtres du lobe inférieur, on rencontre des cavernules de la grandeur d'une lentille avec liquide d'un gris jaunâtre et entourées d'une zone d'inflammation de 2 millimètres d'épaisseur environ.

Les points noirs sont occupés par un infarctus noirâtre, tandis que dans d'autres points on trouve un aspect grisâtre au niveau des points indurés.

Sur une coupe, ce sont absolument les lésions analogues à celles qu'on rencontre dans les fièvres éruptives, la diphthérie, la fièvre typhoïde.

Au niveau de la plaque d'induration du sommet droit, on voit une teinte noirâtre avec une teinte grisâtre par petits points.

Les ganglions bronchiques sont le siége d'une tuméfaction prononcée.

Le cœur est considérablement distendu. Le ventricule gauche est rempli d'un caillot, gelée de groseille, ainsi que le ventricule droit. Les oreillettes de même, mais surtout les ventricules.

Poids, Poumon droit, 227 grammes.

— gauche, 140 grammes.

(Voir planche IV.)

EXPÉRIENCE XIV.

Chien. — Août. — Trachéotomie. — Introduction dans la trachée et les bronches de grains de plomb, nos 4, 2 et 6.

2 août. Température en liberté, 38,8.

— fixe et avant opération, 39,2.

— — après — 39.

L'animal rejette une grande partie des grains quand il est mis en liberté dans le laboratoire. Il est pris de violents accès de toux et de vomissements.

La numération des globules donne 6,128,400.

3. T. 39,9.

4. T. 40,4. L'animal a une dyspnée très intense. La toux est fréquente.

5. T. 40,2. L'auscultation décèle à droite des râles sous-crépitants disséminés et un souffle expiratoire très manifeste.

A gauche, il y a affaiblissement notable du murmure vésiculaire pour ainsi dire disparition. La respiration est soufflante à l'inspiration et à l'expiration. La dyspnée est considérable. La salivation abondante. Il existe un tirage des plus évidents. L'animal s'agite et il a le regard fixe.

Il meurt dans la nuit du 5 au 6.

Autopsie. — Poumon gauche. — Il est complétement affaissé sans aucune crépitation et présente une coloration rouge foncé. Le tissu est à peu près sain. Le tissu cellulaire du médiastin est le siége d'un emphysème qui le distend.

On retrouve en partie les grains de plomb dans les bronches, et à leur niveau dans les départements qui leur font snite le paren-chyme présente des points rougeâtres, violacés et déprimés.

Dans le lobe inférieur droit, il existe de la congestion et des parties atélectasiées, de même dans le lobe supérieur du même côté.

Dans le lobe moyen, il y a un certain degré de friabilité qui n'existe pas au même degré dans les autres.

L'intérieur des conduits bronchiques renferme un peu d'écume.

On constate une péritrachéite purulente formant une sorte de foyer puriforme limité au-dessus de la saisie des bronches. Cette trachéite est la conséquence de l'opération. Les bronches ne sont congestionnées que vers les parties terminales, dans certaines par-parties; ailleurs elles sont saines.

Dans les parties du poumon atélectasié, on distingue une spume sanguinolente et surtout à gauche. Le cœur est peu volumineux.

Expérience XVI.

Chienne en gestation, taille moyenne. — Trachéotomie. — Injection de poudre de cantharide. — Novembre. — Durée de l'expérience, trente-sept jours.

9 novembre. T. avant opération, 38,6, et en liberté.

        T. après   —   38,8

L'animal est fixé sur la table à expérience dans la position ver-ticale et nous injectons à l'aide d'une sonde introduite dans les bronches 20 centimètres cubes d'eau distillée tenant en suspen-sion 0,15 centigrammes de poudre de cantharide.

10. T. 38,5. Numération des globules, 7,032,000.

11. T. 38,5. La chienne tousse beaucoup. La respiration est ac-célérée.

L'expectoration est abondante et est constituée par une écume blanchâtre qui s'écoule en assez grande abondauce.

12. T. 38,9.

13. La toux est fréquente. Ecume abondante. Respiration accélérée. Crachats visqueux, jaunâtres, composés par de nombreux leucocytes et quelques hématies contenues dans de la mucine.

14. T. 38,4. La toux est persistante et augmente à chaque mouvement de l'animal. La dyspnée est très prononcée. La percussion ne donne aucuns renseignements. L'auscultation décèle quelques râles sous-crépitants à bulles moyennes à la partie antérieure et inférieure de la poitrine. La respiration est puérile.

15. T. 38,2. A la partie latérale droite, on perçoit des râles sous-crépitants moyens, une expiration forte, une certaine sibilance généralisée. Les mouvements respiratoires sont accélérés. Le nombre des globules rouges est de 5,923,600.

16. T. 38,8. L'animal subit un amaigrissement appréciable.

17. T. 38,2.

18. T. 38,6.

19. T. 38,5.

20. T. 38,4. A droite, l'oreille perçoit une inspiration soufflante, un souffle expiratoire et un mélange de râles muqueux, sous-crépitants, à moyennes et grosses bulles, disséminés dans tout le côté de la poitrine.

21. T. 38,4.

22. T. 38,8. Nombre des globules rouges, 5,873,400.

23. T. 38.

24. T. 38,4.

25. T. 38,5. Injection de poudre de cantharides, 0,25 centigr. en suspension dans 20 centimètres cubes d'eau distillée.

T. avant opération, 38,2.

T. après   —   38,1.

26. T. 38,9.

27. T. 38,4. La toux est fréquente, presque continuelle. La dyspnée est assez prononcée. L'oreille perçoit à gauche des râles sous-crépitants ; à droite, la crépitation, d'origine muqueuse, est plus accentuée, et on entend des râles sibilants, une respiration plus forte et une souffle expiratoire marqué. L'expectoration est d'un jaune citrin. La numération des globules donne 5,898,500.

28. T. 37,8. La chienne a mis bas prématurément 6 petits.

29. T. 39,4. La soif est vive. Numération des globules, 5,798,100.

30. T. 39,2.

31. T. 39,1. Nous poussons dans les bronches une nouvelle in-

jection de 0,25 centigr. de poudre de cantharides en suspension dans 10 centim. cub. d'eau distillée. T. après opération, 38,8.

1er décembre. T. 39,5. La respiration est rugueuse. L'auscultation décèle des râles sibilants à droite et à gauche. L'expiration est soufflante à droite principalement. La toux est toujours très fréquente et pénible.

2. T. 40,3. La dyspnée est très intense. Nous comptons 50 respirations par minute. La respiration est rude. Les râles sous-crépitants nombreux avec leurs caractères variés sont nettement perçus. Il existe du souffle expiratoire des deux côtés.

3. T. 39,9. L'animal tousse sans discontinuer.

La numération des globules rouges donne 6,024,600.

L'oreille perçoit à gauche des râles sous crépitants disséminés dans tout le côté de la poitrine et en assez grand nombre. L'expiration est soufflante des deux côtés. A droite, il y a des râles sous-crépitants très nombreux vers la base.

5. T, 39,4. La toux continue avec les mêmes signes stéthoscopiques. Une injection semblable aux précédentes est poussée dans les bronches.

6. T. 39,9. Nous comptons 52 à 55 respirations par minute.

7. T. 39,4. La dyspnée est très prononcée. La toux est persistante et très fréquente. La respiration est soufflante à gauche et à droite. Le souffle est très fort et a un caractère tubaire. On perçoit simultanément des râles ronflants, sibilants, muqueux, très nombreux, disséminés dans toute la poitrine.

8. T. 40. Même état général et mêmes signes stéthoscopiques que la veille.

Le nombre des globules rouges est de 5,722,800.

9. T. 39,9. L'amaigrissement est très marqué.

La soif est vive.

10. T. 39,8.

11. T. 39,8. L'auscultation décèle les mêmes phénomènes et des râles de toutes sortes. C'est le vrai bruit de tempête de Récamier.

12. T. 39,4.

13. T. 39,4. Nombre de globules, 5,622,400.

On entend des râles sibilants, muqueux à la partie inférieure. La respiration est forte, rugueuse, soufflante. La toux diminue de fréquence.

Injection de 35 centigrammes de poudre de cantharides faite de la même façon que les précédentes.

14. T. 39,7. Respiration très accélérée. Nous comptons 55 respirations par minute.

Râles sibilants, ronflants, sous-crépitants dans toute la poitrine Dyspnée des plus prononcée.

L'animal est dans un état de maigreur considérable.

15. T. 40,7. A droite, sibilance généralisée.

La percussion ne donne rien de précis.

On perçoit des râles sous-crépitants moyens, des râles secs. Un souffle inspiratoire et expiratoire très prononcé à droite et à gauche. La dyspnée augmente. Nous comptons 70 mouvements respiratoires par minute.

Globules rouges, 3,647,500.

16. T. 40,2. L'animal est plongé dans un abattement considérable. Souffle à gauche et surtout à droite. 65 respirations par minute.

La mort survient le 17 à 6 heures du matin.

Autopsie, 4 heures après la mort.

Examen macroscopique. — A l'ouverture de la poitrine, on trouve dans les cavités pleurales un liquide brun sanieux. 150 à 160 centimètres cubes dans les deux plèvres.

La plèvre pariétale est le siège d'une injection marquée, la rougeur est très prononcée et on voit des arborisations vasculaires très nombreuses et très fines. Çà et là, existent des exsudations pleurales assez résistantes.

La trachée est très congestionnée. Les grosses bronches également. Un muco-pus spumeux, d'aspect jaunâtre, recouvre leur surface interne.

Il existe des lésions dans tous les lobes.

A la surface de la plèvre on aperçoit des points miliaires et de petites plaques qui ne sont autre chose que de la pneumonie lobulaire, entourée de zones rouges. Ces points miliaires ressemblent tout à fait à des tubercules.

Ces grains miliaires sont répandus sur toute la surface des lobes où on constate l'hépatisation isolée et confluente.

Les poumons crépitent peu; ils présentent une coloration variable. Tantôt c'est une teinte verdâtre; tantôt la coloration est d'un rouge sombre; parfois elle se présente sous l'aspect de taches ec-

chymotiques. Çà et là il y a des points d'atétectasie ; le tissu pul
monaire paraît affaissé, déprimé à ce niveau. Sur le bord inférieur
on constate quelques points d'emphysème.

A la coupe, on distingue une hépatisation uniforme avec congestion et d'une teinte d'un blanc rose ; une splénisation diffuse et des
points congestionnés en réseau.

Les points sont très blancs et le tissu présente un aspect grenu.

La surface de la plèvre dans le lobe inférieur droit est ramollie ;
elle renferme des matières puriformes, sanguinolentes, et, à côté,
existe une hépatisation rouge avec des points blancs. Entre les deux
lobes inférieurs, il existe quelques adhérences.

Sur une coupe du lobe inférieur on aperçoit une sorte d'hépatisation qui paraît uniforme ; lorsqu'on regarde un peu près, on
remarque qu'il existe des intervalles un peu moins hépatisés que
les autres.

Les ganglions du hile sont tuméfiés et volumineux.

En examinant à un faible grossissement une coupe du tissu pulmonaire, on retrouve encore dans les foyers des fragments de
lytte.

En suivant une bronche jusqu'à ses divisions les plus petites à
l'aide d'une loupe, on voit, quand on se rapproche des extrémités,
des granulations jaunâtres miliaires, qui font défaut autour des
bronches de plus fort calibre.

Ces grains jaunâtres disséminés sont appréciables même à l'œil
nu et ressemblent tout à fait à des tubercules. Au centre de ces
granulations miliaires, brillantes, on voit un point jaunâtre qui est
un fragment de lytte.

Dans certaines languettes, on rencontre des cavités contenant
un liquide sanieux. La périphérie de ces cavités est entourée d'une
zone inflammatoire d'un blanc jaunâtre de un millimètre à peu
près d'épaisseur, et, autour, une zone de congestion.

Sur la coupe du tissu pulmonaire qui contient ces cavités, on
trouve une rougeur intense en rapport surtout avec le trajet des
bronches et de l'artère pulmonaire, à tel point que sur cette même
coupe, les tissus qui entourent la bronche sont plus congestionnés,
plus rouges que la paroi de la bronche elle-même.

Ce tissu rouge est légèrement grenu.

Sur d'autres points, on aperçoit la bronche avec un réseau vasculaire interne et externe très développé. Il en est de même de la
paroi externe de l'artère pulmonaire qui lui est adjacente.

Les granulations superficielles contiennent des grains de lytte ainsi que les profondes.

On peut les enlever facilement du tissu ambiant. Lorsqu'on les examine à un faible grossissement, on constate qu'elles sont constituées par une partie centrale très granulo-graisseuse et une portion vasculaire périphérique. Elles sont demi-transparentes assez analogues aux tubercules miliaires.

Elles apparaissent sous la forme d'une petite tache bleuâtre dans le lobule lui-même et non dans l'interstice lobulaire.

Examen histologique. — Les lésions consistent surtout en atélectasie, splénisation et hépatisation avec lésions bronchiques.

L'atélectasie présente comme toujours les vaisseaux distendus par les hématies qui apparaissent sur une coupe histologique fine sous la forme de cercles arrondis avec aspect aréolaire. L'épithélium est à peine tuméfié et à peine granuleux lorsqu'on a fait l'examen histologique immédiatement après la mort. Ici, toutefois, autour des vaisseaux existe un peu de diapédèse des globules rouges et blancs.

Les gros troncs vasculaires et les bronches sont beaucoup plus rouges et plus hyperémiés que dans toutes les autres lésions examinées jusqu'ici. Il est facile de les suivre avec leur paroi très vascularisée.

Dans la splénisation, on trouve une multiplication épithéliale assez abondante avec quelques leucocytes et quelques hématies. Toutefois les vésicules ne sont pas encore distendues par les nouveaux éléments.

Dans l'hépatisation gris jaunâtre, confluente, on trouve, an microscope, une tuméfaction très nette avec état granuleux, trouble des éléments épithéliaux et des cellules granulo-graisseuses qui distendent les alvéoles.

Tous ces éléments commencent à devenir granulo-graisseux et sont mélangés à des leucocytes.

Les pseudo-tubercules ne sont qu'une localisation plus circonscrite de l'hépatisation. On trouve, à leur niveau, une tuméfaction avec augmentation de volume des cellules épithéliales devenues granulo-graisseuses et accompagnées de leucocytes et d'un exsudat albumino-fibrineux.

Les parois alvéolaires sont congestionnées, mais leurs éléments n'ont pas proliféré.

Les lésions bronchiques sont beaucoup plus accentuées que dans les autres injections. Dans les bronchioles même très fines, on y trouve un exsudat muco-puriforme et albumineux. Sur des coupes qui ont durci dans l'alcool, la gomme et l'alcool, ce sont de petits cylindres dans lesquels on trouve des filaments de mucine englobant des leucocytes et des cellules épithéliales.

Ces bouchons, ces cylindres bronchiques sont même un des caractères importants qu'on rencontre dans ces sortes d'injections.

Sur des coupes, après durcissement, il est facile de reconnaître tous ces caractères. Toutefois, la dégénérescence granulo-graisseuse y est un peu moins nette, mais il est facile avec la loupe, sur une coupe, de voir des taches d'un blanc grisâtre de 3 ou 4 millimètres de diamètre entourées d'un tissu rougeâtre.

Le tissu blanc grisâtre est le tissu hépatisé, tandis que le tissu rougeâtre est un tissu congestionné ou splénisé.

Il existe même des points où la phlegmasie est arrivée à une phase plus avancée qui est plutôt une période de guérison. Au niveau des cavernules ou des nodules ramollis du parenchyme pulmonaire, on trouve, si le tissu est transformé en liquide sanieux, analogue à de la lie de vin : 1° des hématies déformées, altérées ; 2° une matière colorante du sang en dissolution granuleuse sur un grand nombre de points ; 3° des leucocytes nombreux ; 4° quelques fibres élastiques montrant bien qu'il s'agit là d'une destruction du parenchyme.

Autour de ces points ramollis, le tissu pulmonaire présente les lésions de l'hépatisation qui forme autour une auréole de 3 millimètres d'épaisseur.

Dans certains points même, il semble que le tissu soit escarifié et gangréneux ; l'odeur fétide des éléments pigmentaires montre qu'on y rencontre des liquides sanieux plaidant en faveur de cette manière de voir.

Les lésions de la plèvre sont celles d'une inflammation fibrineuse, avec exsudat solide et exsudat liquide.

Si l'on examine une coupe d'ensemble avec la loupe, on voit très nettement que les lésions primitives sont sous la dépendance des altérations bronchiques. Dans certains points, en effet, le parenchyme pulmonaire à son maximum de lésion dans la sphere avoisinant les bronches. On peut suivre avec la loupe et sous l'eau le trajet des bronches d'un gris demi-transparent, entourées de tissu splénisé et disséminées en grappes vers les bronches terminales.

Règle générale, on voit que ces injections produisent une phlegmasie des plus intenses, qui se propage à tous les tissus, même jusqu'à la plèvre.

Ce qui domine aussi dans ces phénomènes d'irritation sont des phénomènes de diapédèse et même de capillarite et l'inflammation des vaisseaux dont on voit les noyaux de leurs parois tuméfiés. Sur la coupe et à la loupe on voit très nettement les points altérés qui forment de petites taches d'un blanc jaunâtre, arrondies, entourées de zones rouges congestionnées. Au simple changement de couleur, il est donc permis de voir le point précis de l'altération broncho-pulmonaire. (Voir planche VI.)

Expérience XVII.

Chien, forte taille. — Poids, 12 kilog. — Trachéotemie. — Introduction dans la trachée de cinq balles de plomb, chevrotine, nº 1 et 2.

L'animal est maintenu trois quarts d'heure dans la position verticale. Il rejette deux balles quand il est mis en liberté dans le laboratoire.

23 octobre 1881. Température centrale avant l'expérience, 39,8; après, 39,8.

Numération des globules, 6,952,700.

24. T. 40,1. L'animal tousse beaucoup.

A gauche, la respiration est puérile.

A droite, l'inspiration est forte, rude, et l'expiration légèrement soufflante.

La respiration est un peu accélérée (30 respirations par minutes), elle a une grande amplitude, elle est profonde.

25. T. 40,1. Introduction dans les bronches d'une balle de chevrotine nº 1, enduite de colle forte et maintenue en place avec un mandrin.

26. T. 40,1. La respiration est forte des deux côtés. A droite, le murmure vésiculaire paraît voilé à la partie postérieure du thorax.

Urine, 540 cent. cubes.

Urée, 10 gr. 962 pour 48 heures.

27 T. 40. La dyspnée est assez prononcée.

Les mouvements respiratoires ont augmanté d'amplitude. L'animal est plongé dans un abattement marqué.

28. T. 39,7. Urine des 48 heures, 412 cent. cubes.

L'animal élimine 14 gr. 5648.

29. T. 40. L'animal n'a pas uriné depuis 24 heures. Il est très abattu. La poitrine est remplie de ronchus inspiratoires. La respiration est très ample, profonde. On entend des râles sous-crépitants à bulles moyennes des deux côtés. La toux est fréquente et arrive de temps en temps par quintes.

Numération des globules sanguins, 4,794,100.

30. T. 39,7. Quantité d'urine, 800 cent. cubes.

L'animal a éliminé 16 grammes 40 centigrammes.

On a trouvé dans sa cabine trois balles.

31. T. 39,2. Le chien reste dans une immobilité complète. Il urine en 24 heures 900 cent. cubes, et élimine dans ses urines 11 gr. 52 centigr.

1er novembre. T. 38,8. La respiration est forte. On perçoit quelques râles sous-crépitants.

A droite, il y a de l'expiration soufflante.

La toux est toujours fréquente.

2. T. 40,1. Poids, 11 kilogr. 500. L'expiration est soufflante, surtout à droite. A gauche, elle est forte, rude. Il y a des râles muqueux très disséminés.

La dyspnée est toujours très prononcée, et l'animal est agité d'un tremblement qui a de l'analogie avec celui du frisson de fièvre intermttttente.

Les urines, pour 680 cent. cubes, contiennent 17 gr. 664 d'urée.

3. T. 40,1.

4. T. 39,5. Introduction de trois balles de chevrotine n° 1. L'animal en rejette deux aussitôt qu'il est rendu à la liberté dans le laboratoire. Numération des globules rouges, 4,292,100.

Urine, 720 cent. cubes. Urée, 17 gr. 965 milligr.

5. T. 39,8. La respiration est soufflante, accélérée.

Il y a des râles sous-crépitants disséminés. La toux est fréquente.

6. T. 39,5. La toux persiste; l'animal paraît amaigri notablement. Il est abattu.

A droite, l'auscultation décèle une respiration forte, rude, de l'expiration prolongée, soufflante et quelques râles muqueux à bulles moyennes, des ronchus disséminés et des efforts expiratoires fréquents. A gauche, rien d'anormal, sauf une légère sibilance respiratoire.

7. T. 39,4. Poids, 11 kilogr. La toux continue et survient aussitôt que l'animal fait un mouvement. A droite, l'expiration est soufflante, prolongée. On perçoit quelques râles sous-crépitants à grosses et moyennes bulles.

A gauche, la respiration est normale.

L'animal est tué par hémorrhagie ; nous faisons une ouverture à l'artère fémorale et nous recueillons tout le sang qui s'en écoule.

La numération des globules faite avant l'hémorrhagie donne 4,518,000; à la fin, 3,152,600.

Nécropsie une heure après la mort.

On trouve un peu de muco-pus dans les bronches.

A la partie inférieure du lobe moyen et du lobe postérieur, et dans ces deux circonscriptions seulement, on trouve des points d'atélectasie.

Pas de plomb à ce niveau, mais il est évident que les balles y ont séjourné pendant un temps nécessaire à la production de la lésion.

Il existe un certain degré d'induration du parenchyme, correspondant aux bronchioles oblitérées par le muco-pus.

Si on pratique l'insufflation, on reconnaît que certaines parties résistent à cette insufflation et que ces portions correspondent aux parties indurées. Ces départements indurés sont d'une couleur grisâtre et présentent un certain degré d'affaissement.

Les ganglions bronchiques sont le siège d'une tuméfaction notable.

Si on fait une section du département pulmonaire enflammé, et qu'on en plonge un petit morceau dans l'eau, il va au fond du liquide. Ces parties indurées sont entourées d'une zone de coloration rouge foncé, d'une épaisseur de plusieurs millimètres.

Expérience XVIII.

Chien griffon. — Trachéotomie. — Injection de sang.

26 octobre. La température centrale est de 39,2.

Le poids est de 6 kilogrammes.

L'animal est fixé sur la table à expérience et maintenu dans la position verticale pendant tout le temps de l'opération. Nous introduisons une sonde dans la trachée et les bronches, et nous injectons vingt centimètres cubes du sang frais, défibriné, provenant d'un chien auquel on a sectionné l'artère fémorale.

La numération des globules donne 5,597,300.

27. T. 40,3.

28. T. 39,9. Il y a de l'obscurité du murmure respiratoire.

29. T. 39. La dyspnée est intense. La |toux est fréquente. L'urée éliminée en quarante-huit heures est de 3 gr. 65 centigr.

L'auscultation décèle de l'obscurité de la respiration et quelques râles disséminés à droite et à gauche.

Le nombre des globules rouges est de 5,572,200.

30. T. 39,2.

31. T. 39,2.

1er novembre. T. 39. Le nombre des ⟨globules rouges est de 5,496,900. Quantité d'urine, 360 centimètres cubes. Quantité d'urée, 3 gr. 25 centigr.

2. T. 39,8. Quantité d'urée, 1 gr. 699 milligr.

3. T. 39,6. L'animal a maigri, il ne pèse plus que 5 kilogr. La respiration est puérile. L'expiration est légèrement soufflante à gauche. A droite, le souffle expiratoire est plus manifeste.

Quantité d'urine des vingt-quatre heures, 150 centim. cubes. Urée, 1 gr. 799 milligr.

4. T. 39,3.

5. T. 39. La numération des globules rouges donne 5,045,100.

Quantité d'urine des quarante-huit heures, 150 centim. cubes, et quantité d'urée, 5 gr. 406 milligr.

6. T. 39,1.

7. T. 39,2. Quantité d'urine, 320 centim. cubes, et urée éliminée, 5 gr. 222 milligr.

Piogey.   9

La toux est fréquente et elle se produit par quintes qui surviennent plusieurs fois par heure.

L'auscultation décèle à gauche une expiration légèrement soufflante et on entend également un mélange de râles sous-crépitants à petites et à moyennes bulles. La percussion ne donne aucune indication, la sonorité existe partout. L'animal boit et mange modérément.

8. T. 39.

9. T. 39. Urine contient 6 gr. 181 milligr. d'urée 720 centim. cubes.

10. T. 38,9.

11. T. 38,9. Quantité d'urine, 560 centim. cubes, et 6 grammes 820 milligr. d'urée.

Le chien pèse 3 kilogr. 500 gr.

Le nombre des globules rouges est de 4,643,500.

12. T. 39,4.

13. T. 38,6.

14. T. 38,4. Les urines n'ont pas été recueillies.

15. T. 38,9.

16. 38,9. Urine, 700 centim. cubes, 3 gr. 55 d'urée (quarante-huit heures).

17. T. 39.

18. T. 38,9. Quantité d'urine depuis quarante-huit heures, 1,050 centim. cubes, et quantité d'urée, 3 gr. 057 milligr.

19. T. 38,9.

20. T. 38,9. Poids, 3 kilogr. 800 gr.

Injection de 15 cent. cub. de sang défibriné dans les bronches.

21. T. 38,9.

22. T. 38,9. Urine, 410 cent. cubes en quarante-huit heures. Urée, 1 gr. 266 milligr.

La température reste stationnnaire.

26. T. 38,8. Urine, 1,000 centim. cub. Urée, 12 gr. 60 centigr. Poids, 2 kilogr. 900 gr. Globules, 4,819,200.

27. T. 38,4.

28. T. 38,4.

29. T. 38,6.

30. T. 38,6. La température s'abaisse et l'animal meurt le 2.

Examen macroscopique. — On ne voit pas de véritable pneumonie vésiculaire, mais par places le poumon est congestionné, marbré, et de ces points l'air a été chassé.

Dans certains points on remarque un petit emphysème vésiculaire groupé sans lésions d'induration à proprement parler.

Les lésions sont à peu près égales des deux côtés.

Cette lésion emphysémateuse en groupe est la lésion dominante.

Mucosités dans les bronches, en petite quantité d'ailleurs.

Pas trace de sang dans les bronches.

QUATRIÈME PARTIE

CHAPITRE PREMIER.

DISCUSSION SUR LA PHTHISIS AB HŒMOPTOE. INJECTION DE SANG DANS LES BRONCHES. LÉSIONS SECONDAIRES DU POUMON.

Les hémorrhagies qui se font à la surface des bronches (bronchorrhagie) et celles qui occupent le parenchyme pulmonaire, c'est-à-dire les cavités alvéolaires (pneumorrhagie), peuvent quand elles sont assez abondantes s'accompagner du rejet du sang au dehors des voies respiratoires et donner lieu au symptôme hémoptysie, qu'on a regardé longtemps ou comme effet, ou comme cause de tuberculose.

A. *Hémoptysie considérée comme cause de la phthisie.* — Observée pendant la jeunesse et comme précurseur de l'éclosion des tubercules, l'hémorrhagie broncho-pulmonaire pouvait, en effet, être envisagée comme la condition pathogénique de la tuberculose.

Les anciens médecins, depuis Hippocrate jusqu'à Laënnec, attachaient une grande importance à l'hémoptysie, dans l'étiologie de la phthisie ; c'est ce qui ressort du vieil adage qui fit foi pendant de longues années, αιματως εματω φθον: le vomissement de sang produit la phthisie.

Morton, Baumes, Hoffmann admettaient le rapport de cause à effet, entre l'hémorrhagie initiale et le développement ultérieur de la phthisie. Le sang, d'après ces auteurs, répandu dans les bronches et les alvéoles pulmonaires peut être considéré comme une épine inflammatoire autour de laquelle se développperait la lésion tuberculeuse. C'est ce résultat pathologique qu'ils désignaient sous le nom de *phthisis ab hæmoptæ*.

Cette manière de voir reçut un nouvel appoint des doctrines physiologiques de Broussais.

B. *Hémoptysie considérée comme effet de la phthisie.* — L'action tuberculisante directe de l'hémoptysie n'a pas été défendue longtemps.

Laënnec, Louis Monneret, n'admirent pas l'influence provocatrice de l'hémoptysie; ils reconnurent qu'elle accompagne le processus tuberculeux et, qu'en aucune façon, on ne peut accorder à cette hémorrhagie le moindre rôle phthisiogène.

D'autre part, pour Traube, l'influence de l'hémoptysie sur la tuberculose est encore à démontrer. Cruveilhier nie formellement qu'aucun des modes d'origine de l'affection tuberculeuse des poumons se rattache à la transformation des caillots et, comme le dit M. Jaccoud, la tuberculisation du sang n'est pas encore démontrée. D'un autre côté, M. Peter se demande si jamais on a vu la tuberculose se développer à la suite des hémorrhagies pulmonaires dépendantes d'une affection cardiaque ou d'un traumatisme.

Cependant on peut se demander si le sang épanché dans le poumon et dans les bronches n'est pas capable d'agir comme irritant et de provoquer l'éclosion des tubercules chez un individu prédisposé (Andral). Ou bien si les fluxions successives et répétées ne peuvent, en donnant lieu à des hémoptysies et la prédisposition aidant, favoriser le développement des tubercules? Beaucoup de bons auteurs ont admis ces opinions.

Ainsi donc, depuis Hippocrate jusqu'à Laënnec, tous les médecins ont considéré l'hémorrhagie broncho-pulmonaire comme susceptible d'engendrer le tubercule.

Pour ces auteurs, l'hémoptysie était la cause ; au contraire, pour ceux qui suivent elle est symptomatique des granulations, elle est l'effet de la tuberculose.

Mais la question peut se poser sous une forme nouvelle : L'épanchement de sang dans le poumon et les bronches ne peut-il provoquer le développement d'une inflammation chronique du poumon et cette inflammation, devenant rapidement caséeuse, ne peut-elle entraîner la fonte de l'organe et tous les phénomènes de la consomption pulmonaire ? C'est sous cette forme entrevue par Graves que Niemeyer a reproduit l'ancienne doctrine de phthisie par hémoptysie. D'après lui, l'hémoptysie amène la pneumonie caséeuse. Il admit et soutint que les hémorrhagies favorisaient l'éclosion des pneumonies caséeuses et non de la tuberculose.

Ses conclusions ont été défendues avec beaucoup de conviction par Waldenburg dans son traité. A l'appui de cette doctrine, Sanderson a rappelé l'aphorisme hippocratique : « Sanguinis sputo, puris sputum et fluor. » Suivant M. Vulpian (cours de la Faculté, 1869), ce reliquat du sang épanché dans les alvéoles pulmonaires peut exercer une action irritante sur les tissus environnants et déterminer l'hyperplasie du tissu conjonctif autour de l'infarctus qui le rend parfois énucléable.

A la suite d'hémorrhagies broncho-pulmonaires, Hérard et Cornil, puis Pidoux, ont également observé des pneumonies. Graves a signalé une sorte de pneumonie consomptive qui n'aurait pas d'autre origine. L'infarctus hémoptoïque de Laënnec, prétendent les auteurs, détermine une pneumonie catarrhale ; il se transforme en un produit caséeux qui peut en imposer pour une masse de nature tuberculeuse.

Dans sa thèse d'agrégation de 1872, M. Duguet dit que cette pneumonie caséeuse, en laquelle se transforme l'infarctus hémoptoïque, peut, dans son évolution ultérieure, arriver au ramollissement et à la caverne. Dans ces cas, ainsi que le fait remarquer M. Jaccoud (Path. int. p., 21), on peut accepter la relation de causalité affirmée par Morton et admettre que chez les sujets prédisposés, l'hémorrhagie peut être la condition pathogénique de la phthisie.

L'action irritante du sang favorise la production d'une pneumonie catarrhale. Des granulations peuvent se développer pendant les diverses phases du processus inflammatoire ; mais qu'il y en ait ou non, lorsque la pneumonie caséeuse arrive à la période d'ulcération, la phthisie est bel et bien constituée ; c'est là le type de la *phthisis ab hæmoptœ* de Morton. Les mêmes appréciations sur les rapports qui existent entre les hémorrhagies bronchopulmonaires et la phthisie sont reproduites et adoptées par

M. Bouchard dans un travail remarquable sur la tuberculose, publié en 1867.

Pour avoir une explication plausible de toutes les théories précédemment émises, il fallait interroger la pathologie expérimentale et examiner les résultats obtenus par l'introduction dans les bronches d'une certaine quantité de sang.

Deux expérimentateurs nous ont précédé dans cette voie, mais leurs recherches n'ont eu qu'un résultat négatif.

MM. Perl et Lipmann, dit M. Lépine (Pneumonie caséeuse. Th. agrég., 72, p. 46), ont entrepris, il y a quelques années, une série d'expériences qui ont imposé aux médecins une certaine réserve dans la pathogénie des lésions pulmonaires à la suite de l'hémorrhagie dans les fines bronches.

A ce sujet M. Tessier de Lyon s'exprime ainsi : « Il faut placer ici et vider une objection spécieuse qui a déjà été faite et qui a eu un certain retentissement scientifique, parce qu'elle s'appuie sur des expériences physiologiques intéressantes.

MM. Perl et Lipmann ont fait des expériences sur quatre chiens, en pratiquant la trachéotomie et faisant couler dans les bronches 2 à 10 grammes de sang.

L'autopsie faite à des temps différents après l'opération, a donné les résultats suivants. Dans les cas seulement où la suffocation avait été immédiate il y avait des traces de caillots dans la trachée et les bronches.

Dans les autres cas, le sang ne se retrouvait que dans les fines bronches et les alvéoles. Au bout de quelques jours, il était peu à peu résorbé sans produire d'autre lésion qu'un peu d'emphysème et la pigmentation de l'épithélium.

De ces expériences on a conclu que les hémorrhagies bronchiques étaient impuissantes à produire la pneumonie caséeuse et à plus forte raison la phthisie pulmonaire. En considérant ces injections comme fort curieuses et intéressantes, je ne puis leur accorder une valeur démonstrative dans la question de pathogénie qui nous occupe.

Nous pensons que si MM. Perl et Lipmann ne sont arrivés à aucun résultat, c'est que leur manuel opératoire était défectueux.

Dans la série d'expériences que nous avons commencées et dont plusieurs sont encore en voie d'exécution, nous avons, sur les avis de notre maître M. Quinquaud, au lieu de laisser couler le sang le long des parois de la trachée (le sang, ici, est rejeté à chaque mouvement expiratoire ; de la même manière que les grains de plomb et cela avec une violence extrême), introduit une sonde dans les bronches le plus profondément possible et l'animal étant fixé dans la position verticale, poussé l'injection sanguine avec une force suffisante pour faire pénétrer le sang jusque dans les bronchioles. D'autre part, le sang injecté provenait d'un animal de même espèce, était frais et nullement défibriné. Cette dernière précaution est importante, car le sang défibriné introduit dans les bronches ne donne souvent lieu qu'à des lésions mécaniques et peu développées (l'atélectasie et l'emphysème) et est rejeté inévitablement dans les expirations violentes qui succèdent à l'opération.

De notre côté, nous avons fait également appel à la pathologie expérimentale pour nous rendre compte des modifications et transformations survenues dans la constitution du sang introduit dans les bronchioles. Aussi avons-nous injecté dans les bronches d'un animal du sang frais, non défibriné, pris à un animal de la même espèce, par une ouverture pratiquée à l'artère fémorale.

Successivement pendant que l'animal était en expérience nous avons pu observer : d'abord l'apparition de la fièvre ; une élévation thermique qui a dépassé de un degré 4 dixièmes la température physiologique. La colonne mercurielle de 39,2 s'est élevee à 40, 6. Les jours suivants la courbe oscilla entre ces deux chiffres extrêmes puis survinrent les symptômes très nets d'une inflammation broncho-pulmonaire décelés par l'auscultation, la toux et l'état général. A l'autopsie nous avons pu constater les lésions broncho-pneumoniques et ces nodules pseudo-tuberculeux qui sont dus à la dégénérescence granulo-graisseuse des produits épanchés dans les alvéoles et à la transformation des éléments du sang. Il nous a été donné également d'observer l'altération des éléments cellulaires, conséquence de la pneumonie catarrhale, qui, ainsi que l'ont observé Virchow et plus récemment M. Quinquaud absorbent l'hémoglobine et la transforment en une série de pigments diversement colorés. Ces nodules qni ressemblent tout à fait à des tubercules miliaires sont le résultat d'un travail progressif et inflammatoire qui s'est opéré dans les acini et peut être considéré comme de l'alvéolite ou de la pneumonie vésiculaire.

En considérant le résultat obtenu par nos injections de sang, ne sommes-nous pas autorisés à conclure, au point de vue clinique, que l'introduction de sang dans les voies respiratoires, succédant soit à la trachéotomie ou à une opération chirurgicale, soit à tout autre traumatisme, peut être une cause occasionnelle de broncho-pneumonie qui peut amener la mort du sujet ?

D'autre part, en constatant les lésions produites par la présence du sang dans le système bronchique et le parenchyme pulmonaire, ne serions-nous pas en droit d'établir un certain rapprochement entre ces altérations broncho-pneumoniques et celles de la phthisie pulmonaire, et de ne voir, au lieu de la *phthisis ab hæmoptæ*, proclamée par Morton, et occasionnée par la présence du liquide hématique, qu'une véritable *pneumonie ab hæmoptæ*, amenant rapidement la consomption ou la phthisie dans le sens hyppocratique du mot ?

En résumé, l'influence de la tuberculose et de la pneumonie caséeuse sur l'hémoptysie est bien démontrée, la réciproque n'est nullement établie. Mais l'hémorrhagie pulmonaire, dans certaines circonstances, peut entraîner des désordres et des lésions analogues à la phthisie.

Loin de nous la pensée de considérer ces lésions expérimentales comme ayant le moindre caractère tuberculeux. Mais dans certaines circonstances, chez des sujets prédisposés, l'épanchement de sang ne peut-il pas être l'épine inflammatoire, phthisiogène, qui fait éclore et évoluer le processus phymatique ?

Au point de vue macroscopique, il est évident que ces nodules broncho-pneumoniques ressemblent en tous points aux tubercules miliaires, mais ils en diffèrent complètement par leur constitution histologique. On ne distingue nullement, dans la granulation nodulaire, d'origine broncho-pneumonique, la région centrale dégénérée, ni la zone périphérique embryonnaire qui est la zone d'envahissement. Enfin, les cellules géantes entourées de la zone de cellules épithélioïdes fait complètement défaut, tous éléments qui caractérisent le follicule tuberculeux.

Les parois alvéolaires ne sont le siège d'aucune altération, et le nodule est constitué essentiellement par une masse de cellules épithéliales en voie de dégénérescence granulo-graisseuse ; en même temps, dans cette masse dégénérée, on voit apparaître des éléments leucocytiques.

On peut constater sur la planche I les lésions obtenues à la suite de nos injections de sang.

EXPÉRIENCE XIX.

Chien, petite taille, âgé de neuf mois environ. — Trachéotomie. — Introduction d'une sonde dans les bronches et injection de 15 à 18 centimètres cubes de sang. — Durée de l'expérience, 25 jours.

14 octobre. L'animal est fixé dans la position verticale sur la table à expérience et on lui injecte 28 centim. cubes de sang frais provenant d'un chien auquel on a ouvert l'artère fémorale.

La température avant l'expérience s'élève à 39,2.

L'animal est en liberté. Quand il est fixé, elle monte à 39,5 et après l'opération elle s'abaisse à 39,3.

La numération des globules, 4,818,200.

15. T. 39,2.

16. T. 39,8.

17. T. 39,4.

18. T. 39,2. La respiration paraît accélérée, elle est puérile. Il existe un peu de sibilance à droite.

19. T. 39,8. Injection de 13 centim. cub. de sang frais.

20. T. 40,4. Température après l'opération, 39,7. Poids, 4 kil. 300 gr.

21. T. 39,9. La numération des globules donne 4,743,900.

22. T. 40,1. La percussion ne décèle rien d'anormal. La respiration est accélérée. La dyspnée est manifeste.

A l'auscultation, on entend des râles sous-crépitants moyens, des râles sibilants. L'expiration est légèrement soufflante à gauche.

23. T. 40,6. Mêmes signes stéthoscopiques.

24. T. 40. L'animal a de la diarrhée.

25. T. 39,9. Injection de 15 centim. cub. de sang. Température après expérience, 39,2.

26. T. 48,1. L'auscultation décèle à droite une respiration forte, rude. Un souffle intense à l'expiration. A gauche, peu de modifica tions. Quelques râles sous-crépitants à grossses bulles à droite et à gauche.

27. T. 39.4. La numération des globules donne 4,392,500.

28. T. 39,7.

29. T. 39,7. Les signes stéthoscopiques observés sont absolument les mêmes que précédemment.

30. T. 39,5.

31. T. 39,3.

1er novembre. T. 39,2. La toux est peu fréquente. La dyspnée est grande, la respiration accélérée.

L'inspiration et l'expiration sont rugueuses. L'expiration est soufflante à gauche, et on perçoit surtout de ce côté des râles sous-crépitants nombreux.

2. T. 40,2. Numération des globules rouges, 4,417,600.

3. T. 40,1. Râles muqueux, disséminés à gauche principalement. Respiration rude. L'expiration soufflante. La soif est vive. La toux apparaît de temps en temps. L'animal paraît très abattu et ne fait aucun mouvement.

4. T. 39,5.

5. T. 38,8.

6. T. 39,2.

7. T. 39,4. La soif est intense, la toux est fréquente. L'animal pousse des cris aussitôt qu'on le touche. L'auscultation décèle des râles sibilants ronflants à droite et à gauche. La respiration est très rude. L'inspiration et l'expiration sont soufflantes, surtout à gauche. La dyspnée est très prononcée. Les mouvements inspiratoires sont profonds.

8. T. 39,3. Numération des globules rouges, 4,367,400.

9. T. 39.

10. T. 37,4. L'animal meurt dans la nuit du 10 au 11. Poids, 2 kilogr. 100 grammes.

Autopsie. Poumon gauche. On remarque dans les deux lobes supérieurs une rougeur uniforme. A ce niveau, le poumon ne crépite pas; il y a de l'induration. Il en est de même pour la portion antérieure du lobe inférieur.

Toutes ces régions sont déprimées, affaissées, et le siège d'atélectasie manifeste. Sur la limite des lobes, on remarque des teintes orangé bleuâtre, comme ecchymotiques à la surface. A la coupe il s'écoule un liquide épais, de couleur très foncée. Un morceau de ce tissu plongé dans l'eau ne surnage pas. Dans ces deux lobes supérieurs on voit des points jaunâtres à la surface qui ressemblent tout à fait à des tubercules. Ces grains jaunes sont, les uns, assez volumineux, les autres, petits, miliaires, confluants ou isolés.

A la coupe du lobe supérieur on voit encore des points granuleux, grenus, irréguliers; ce sont des points de pneumonie vésiculaire avec des noyaux de pneumonie uniforme.

A droite, on rencontre ces mêmes lésions, mais elles sont beaucoup moins accentuées; elles existent cependant vers les languettes du lobe supérieur et du moyen où on rencontre de la splénisation et quelques nodules durs, résistants et appréciables par le toucher. Dans ces points le poumon ne crépite plus, et en ouvrant ces points nodulaires avec la pointe d'un bistouri, il s'en écoule un liquide muco-purulent.

Les bronches sont le siège d'une rougeur assez intense qu s'étend jusqu'aux divisions de 4ᵉ et 5ᵉ ordre.

Elles contiennent du muco-pus qu'on rencontre également dans la trachée, laquelle ne paraît pas enflammée. Dans les parties qui présentent des foyers de splénisation, d'hépatisation, le tissu pulmonaire ne surnage pas, il plonge au fond de l'eau.

Examen histologique. — En résumé nous voyons qu'il existe de l'atélectasie, de la splénisation et de l'hépatisation lobulaire. Au niveau des points atélectasiés apparaît une congestion intense; les cellules épithéliales sont un peu plus granuleuses et à leur niveau il existe dans les bronchioles une petite quantité de muco-pus.

Dans la splénisation ou pneumonie uniforme, à l'état frais, on voit une tuméfaction considérable des alvéoles, de telle sorte que les parois se touchent. Lorsqu'on examine les éléments, on reconnaît, indépendamment de la congestion, que les cellules épithéliales ont augmenté de nombre, sont plus granulo-graisseuses qu'à l'état normal, et dans les alvéoles il y a quelques leucocytes et quelques hématies.

A l'état frais, l'hépatisation rougeâtre isolée ou confluente montre également une multiplication notable de l'épithélium en dégénérescence granulo-graisseuse plus accentuée que précédemment et aussi un plus grand nombre de leucocytes.

Par place, il existe des pseudo-tubercules produits par irritation et dont la constitution histologique varie suivant le moment où on les observe.

Au début, les granulations sont rouges et constituées surtout par la dilatation vasculaire et un léger exsudat albumineux dans les alvéoles.

Plus tard l'état nodulaire jaune est surtout constitué par une multiplication des cellules épithéliales avec dégénérescence granulo-graisseuse. A ce moment ces lésions ressemblent beaucoup à du tubercule, mais l'examen histologique démontre que la constitution n'est pas la même. Un peu plus tard ils deviennent moins durs, les leucocytes y étant plus nombreux ; par la pression on peut en faire sourdre une gouttelette de pus. Ce sont les grains jaunes des auteurs.

REMARQUE. — Les couleurs variées, bariolées parfois, qu'on observe dans ces cas, couleur orangé, bleuâtre, tiennent surtout à ce que l'hémoglobine du sang injecté se décompose dans les bronchioles, s'infiltre dans le parenchyme pulmonaire, et subit là les transformations de l'hématine, comme dans les foyers ecchymotiques.

La couleur rouge, jaune et gris jaunâtre, tient : la couleur rouge, à la congestion ; la couleur jaune rougeâtre, à la dégénérescence granulo-graisseuse, coïncidant avec l'hyperémie, et la couleur gris jaunâtre, à l'infiltration purulente des leucocytes.

Notons, en dernier lieu, que le maximum des lésions bronchiques existe là dans le département bronchitique qui est en rapport avec les lésions d'atélectasie, de splénisation et d'hépatisation.

Nous produisons donc ainsi, dans nos expériences, des lésions pulmonaires cantonnées, localisées dans certains départements du poumon, et ces lésions sont *tributaires* des altérations bronchitiqnes produites par nos injections de sang. (Voir Planche I.)

CHAPITRE II.

INJECTION DE CHYME. — LÉSIONS SECONDAIRES. — BRONCHO-PNEUMONIE ET GANGRÈNE.

Le passage des aliments ayant déjà subi l'action du chyme, dans les voies respiratoires, peut avoir lieu pendant l'acte, les efforts et l'action du vomissement et, ainsi que le relate M. Guyon, c'est un mélange de matières alimentaires liquides et solides qui, pénétrant dans la trachée pendant des efforts de vomissement, détermina la mort dans les cas partout cités de Verduc, Morgagni, Laënnec et Corvisart. Dans son état d'intégrité anato-mique et fonctionnel, la glotte peut donc livrer passage à des corps étrangers solides, soit que la colonne d'air inspirée les emporte directement vers elle, soit que l'inspiration s'établisse au moment où ils franchissent la base de la langue (Guyon). L'introduction de matières alimentaires dans les voies respiratoires peut déterminer les accidents inflammatoires broncho-pulmonaires que nous avons signalés précédemment.

Dans une note présentée à la Société médicale des hôpitaux et intitulée : « De quelques inconvénients ou accidents de l'alimentation forcée chez les phthisiques et des moyens de les conjurer, » M. Desnos rappelle qu'à la suite d'injection avec le tube Faucher, d'une certaine quantité de lait dans un estomac intolérant, une partie du liquide était remontée entre le tube de caoutchouc et les parois œsophagiennes, avait pénétré dans les voies aériennes et provoqué l'éclosion d'une pneumonie qui emportait le malade en trente-six heures.

La pathologie expérimentale vient confirmer en partie les résultats énoncés par M. Desnos ; mais consécutivement à la violente inflammation du parenchyme broncho-pulmonaire, allumée par la présence de matières alimentaires chymifiées, peut succéder la *gangrène*.

L'expérience que nous relatons plus loin est la confirmation du fait que nous avançons :

EXPÉRIENCE XX (1).

Chien. — Décembre. — Injection de chyme dans la trachée et les bronches.

Nous pratiquons la gastrotomie sur un chien auquel nous avons donné, une heure avant l'expérience, un pâtée composée de pain, de viande, etc. Nous retirons par la fistule gastrique les matières alimentaires chymifiées et nous en injectons une partie dans les bronches d'un autre chien.

(1) Nous n'avons pu poursuivre l'expérience. Une personne hostile aux études expérimentales ayant facilité la fuite de l'animal.

16 décembre. Le chien pèse 18 kilogrammes.

La numération des hématies donne 6,400,500 par millimètres cubes.

Température, 38,8 après la trachéotomie.

17. T. 40,2. L'animal tousse modérément, mange peu et boit beaucoup.

18. T. 40,2. L'auscultation fait percevoir une respiration plus forte des deux côtés.

A droite, on entend des râles sous-crépitants à bulles moyennes nombreuses et disséminées.

Pas de souffle.

19. T. 39,5. L'animal pèse 16 kilog. 800 gr. Expiration rude, légèrement soufflante.

Hématies, 6,224,800.

20. T. 39.

EXPÉRIENCE XXI.

Chienne. — Décembre. — Injection de lait chymifié ayant séjourné une demi-heure dans l'estomac d'un autre animal de même espèce.

20 décembre. T. 39. Injection de 25 cent. cub. de lait chymifié.

Poids, 12 kilogr. 400 gr.

Hématies, 6,049,100.

21. T. 40,2.

22. T. 40,4. La toux est peu fréquente. L'animal est très abattu, il ne mange pas.

La dyspnée est un peu accentuée.

L'auscultation décèle, à droite, des râles sous-crépitants nombreux. La respiration est forte, l'expiration est rude à droite. A gauche, on rencontre quelques râles disséminés.

Les mouvements respiratoires sont très amples.

23. T. 40,4. La toux persiste. Soif intense. L'animal reste immobile, couché dans un coin.

Poids, 10 kilogr. 500.

Hématies, 5,998,500.

24. T. 40. Du côté droit, l'oreille perçoit un souffle expiratoire assez fort.

Des râles sous-crépitants nombreux et à grosses et moyennes bulles sont répandus dans tout le côté droit. Même état général. La dyspnée paraît plus accentuée.

25. T. 39,8.

26. T, 39,4.

27. T. 39,4. Une nouvelle injection,de lait chymifié obtenu par le même procédé et d'aliments transformés en chyme est pratiquée.

Poids, 9 kilogr. 900.

Hématies, 5,522,000.

28. T. 40,2.

29. T. 40,3.

30. T. 40,5. Râles sous-crépitants nombreux à droite. Souffle expiratoire du même côté.

A gauche, quelques râles muqueux disséminés.

Voilà ce que l'oreille perçoit.

La dyspnée est prononcée. 38 respirations par minute. Soif vive.

31. T. 40,3. Mêmes signes stéthoscopiques.

Hématies, 5,371,400.

1er janvier.

2. T. 39.8.

3. T. 38,9.

4. T. 38,4. L'animal meurt dans la soirée.

Poids après la mort, 8 kilogr. 200.

Autopsie dix heures après la mort.

Sur le lobe inférieur gauche on aperçoit sur le trajet de quelques bronches de la pneumonie linéaire, en rapport avec la distribution bronchique.

Sur ces lobes supérieur et moyen, on voit une dépression du parenchyme qui apparaît d'un gris rougeâtre, non crépitant, notablement affaissé. Le lobe moyen est le siège d'un emphysème notable.

Le parenchyme est splénisé, avec un commencement d'altération graisseuse.

Poumon droit. Sur la plèvre, on remarque quelques exsudats. Les lésions sont disséminées dans tout le lobe. Le tissu est peu résistant et le siège d'une mollesse remarquable.

Le lobe supérieur présente vers ses bords une rougeur vive, intense. A ce niveau, on y constate de petites ecchymoses punctiformes au milieu d'un tissu hépatisé. Le reste du parenchyme est splénisé.

Les bronches, incisées suivant leur longueur, renferment un liquide jaune grisâtre visqueux.

La muqueuse est rouge, tuméfiée, injectée, et le siège d'arborisations vasculaires très développées.

Le lobe moyen, très congestionné, est le siège d'une splénisation très avancée. Çà et là, on rencontre des régions qui ont une teinte grisâtre.

Le troisième lobe présente vers sa languette triangulaire un large infarctus noirâtre de cinq centimètres d'étendue avec un léger exsudat à sa surface. La coupe présente tout à fait la couleur du résiné ; par place, on observe des points jaune rougeâtre contenant un pus sanieux, et on constate une apparence bigarrée, marbrée du parenchyme.

A la surface interne du lobe inférieur, on trouve un énorme infarctus nodulaire de la grosseur d'une pomme d'api, ramolli, avec des points puriformes d'aspect noirâtre par places.

Sur la coupe, on rencontre des points ramollis qui présentent de petites excavations ayant une teinte grisâtre et surtout noirâtre habituelle. L'odeur fétide qui s'exhale de ces foyers en voie de destruction et d'élimination est la preuve de l'existence de la gangrène.

Le reste du parenchyme est splénisé.

<hr>

CHAPITRE III (1).

TROUBLES NUTRITIFS SECONDAIRES AUX LÉSIONS BRONCHO-PULMONAIRES.

En pathologie humaine il est difficile de mesurer exactement les modifications nutritives secondaires aux maladies du poumon ; par exemple, avant l'affection morbide, on ne connaissait point la *normale* de la constitution chimique du sang, des tissus et des humeurs ; en un mot, l'état physiologique n'est connu que par des moyennes, qui sont souvent loin de la réalité. De plus, en

(1) Communication faite à la Société de biologie.

pathologie, les cas sont complexes ; plusieurs lésions coexistent chez le même sujet ; dans ces circonstances il est bien difficile de dire ce qui appartient à l'une ou à l'autre altération dans l'ordre des troubles nutritifs.

L'expérimentation nous vient en aide pour résoudre ces sortes de problèmes ; nous avons d'abord soumis les animaux (cobayes, chiens)à l'épreuve de la normale physiologique ; pendant ce temps ils étaient soumis à la ration d'entretien ; après 10 à 12 jours, et à plusieurs reprises, nous avons déterminé la *normale* du poids, de la composition chimique et histologique du sang et des urines.

Puis, par une petite incision trachéale, nous avons introduit jusque dans les bronches, à l'aide d'une sonde, du pus, du sang, du chyme, des aliments divers, de la poudre de cantharides, de la graine de moutarde, des corps inertes, des grains de plomb de divers calibres ; après un laps de temps variable, nous avons analysé les liquides de l'organisme.

Voici maintenant les premiers résultats de ces recherches, en envisageant tout d'abord les cas où des lésions graves ont été produites dans le parenchyme pulmonaire : en général, les troubles nutritifs sont en raison directe de l'étendue et de l'intensité de ces lésions ; les troubles s'accentuent à mesure que l'on se rapproche de a mort.

Les *modifications du sang* sont multiples. L'hémoglobine diminue de quantité ; pour fixer les idées, prenons comme exemple un chien de 12 kilog., qui a péri à la suite d'injections de nitrate d'argent :

Epreuve de la normale. — Hémoglobine active, 150 grammes pour 1,000 grammes de sang.

Hémoglobine totale obtenue.

Par la décolorimétrie chimique...... 165 grammes.
Par les coefficients d'absorption..... 163 —
Par l'analyse directe............... 167 —

Globules rouges, 5,230,420. Fibrine, 2,5.

A l'état pathologiqae. — Cinq jours après l'injection intra-bronchique:

Hemoglobine active, 140 grammes.
Hémoglobine totale obtenue :

Par la décolorimétrie................ 159 gr. 3
Par le coefficient d'absorption........ 157 gr. 1
Par l'analyse directe................ 162 gr.

Globules rouges, 4,227,300; fibrine, 3 gr. 2.

II. — Dix jours après le début, hémoglobine active, 128 grammes.
Hémoglobine totale obtenue :

Par la décolorimétrie................ 148 gr. 5
Par le coefficient d'absorption........ 144 gr. 2
Par l'analyse directe................ 151 gr.

Globules rouges, 3,921,425; fibrine, 5 gr. 4.

III. — Trente-cinq jours après l'injection, hémoglobine active, 94 gr. 2.
Hémoglobine totale obtenue :

Par la décolorimétrie................ 109 gr. 3
Par le coefficient d'absorption........ 106 gr. 7
Par l'analyse directe................ 112 gr. 4

Globules rouges, 3,841,100 ; fibrine, 4 gr. 8.

La destruction porte donc sur le nombre des globules et la quantité d'hémoglobine, tandis que l'augmentation de la fibrine est en rapport avec les phlegmasies. Nous avons observé la plus grande destruction des globules et de l'hémoglobine à la suite d'injections hydrargyriques. L'animal a pu perdre la moité de l'hématocristalline avant la mort, tandis que dans les cas d'injection de nitrate d'argent, de sang, etc., la perte n'est en moyenne que le tiers du chiffre normal. L'atélectasie, les emphysèmes artificiels amènent également des lésions hématiques semblables aux précédentes. Dans les cas d'altérations broncho-pulmonaires chroniques, il arrive parfois que la moitié de l'hémoglobine resté inactive. (Quinquaud et Piogey.)

URÉE.

Le premier effet de toute irritation expérimentale broncho-pulmonaire est de diminuer la quantité d'urine et la quantité d'urée.

Nous expérimentons sur un chien de 6 kilogr.

L'épreuve de la normale donne :

Urine, 300 cent. cubes.

Urée, 3 gr. 70, en 24 heures.

Après l'injection de sang pendant les six premiers jours, la température rectale oscille entre 39°,8 et 40°,3; la quantité d'urine varie de 85 cent. cubes à 180 cent. cube, en 24 heures; l'urée reste aux environs de 1 gr. 82 centigr., ce n'est que le neuvième jour que l'urée *s'élève* à 3 gr., 3 gr. 4 décigr. dans les 24 heures.

L'urine augmente : nous notons 200 à 300 cent. cube ; en même temps la température s'abaisse.

Nous observons les mêmes variations dans les cas d'injection de nitrate d'argent.

On voit encore lorsque les lésions mettent longtemps à guérir des sortes de *crises* avec élimination d'une plus grande quantité d'urée.

Ce sont les corps phlogogènes qui déterminent ces troubles avec un maximum d'intensité, tandis que les corps moins irritants les engendrent à leur minimum. Ainsi à la suite d'introduction de grains de plomb dans les bronches d'un chien de 12 kilogr., qui à l'état normal urinait en moyenne 450 cent. cubes et 8 gr. d'urée en 24 heures, nous avons pu constater une émission d'urine moindre. La quantité est descendue à 290, 270 cent. cube et l'urée est tombée à 5 gr. 3 décigr.; par la suite l'urine s'élève à 400 cent. cubes et même 800 cent. cubes, pour redescendre au taux normal et l'urée s'élève à 8 gr., 11 gr. 5 et revient à 8 gr.

Les phénomènes se passent, comme si, au début, il existait un barrage rénal qui cesse à la phase de réparation.

POIDS.

Le poids diminue et, toutes choses égales d'ailleurs, la ration d'entretien et les conditions hygiéniques influent sur le graphique de cette perte de poids quotidien ; mais le corps injecté qui favorise le plus une courbe descendante est le mercure : « En vingt jours un chien de 13 kilogr. 350 gr., qui a eu deux injections de mercure, a perdu 2 kilogr. 850 gr., près de 3 kilogr.; tandis que dans le même temps un chien de même poids, placé dans les mêmes conditions hygiéniques, n'a perdu que 4 à 600 gr.

Les lésions iuflammatoires elles-mêmes, produites par les injections de nitrate d'argent, n'agissent pas aussi activement : ainsi un chien de 14 kilogr. ne perd en 26 jours qu'un kilog. 500 gr. à 2 kilogr.; un chien de 6 kil., auquel nous avons injecté du sang, a perdu 2 kilogr. 100 gr. en 27 jours.

Les corps non irritants (poudre de lycopode, graines de céréales, etc.) en déterminant des obstructions, des atélectasies, font diminuer également le poids, mais dans des proportions moindres.

Les altérations mécaniques retentissent donc sur la nutrition générale ; on s'explique pourquoi les oblitérations bronchiques par elles-mêmes, étendues ou limitées, sont nuisibles au fonctionnement régulier de l'organisme et pourquoi le médecin doit veiller, autant que faire se peut, à leur cessation.

Si la lésion broncho-pulmonaire disparaît, on voit le poids augmenter peu à peu, jusqu'au taux physiologique.

RESUME ET CONCLUSIONS.

Dans le cours de ces expériences, nous avons pu constater que la théorie de Gairdner ne pouvait se soutenir. En injectant de la cire dans un point limité, on oblitère la bronche de telle sorte qu'il est impossible à l'air de passer entre le bouchon et la paroi bronchique ; cependant le tissu pulmonaire s'affaisse, non pas immédiatement, mais peu à peu, à mesure que l'air enfermé dans la bronche se résorbe.

Il nous a été possible de constater que chaque *groupe d'agents* détermine des lésions différentes. La poudre de lycopode, injectée en suffisante quantité, produit un emphysème vésiculaire diffus ou circonscrit.

Le mercure engendre des lésions pseudo-tuberculeuses avec un grain miliaire hydrargyrique au centre.

Le nitrate d'argent ainsi que la poudre de cantharides produisent des altérations broncho-pulmonaires avec le manchon phlegmasique péribronchique bien décrit par MM. Charcot, Joffroy et Balzer, et la broncho-pneumonie expérimentale peut aller jusqu'à la destruction purosanieuse du poumon avec cavernules limitées et complications pleurales fréquentes.

Les injections de chyme déterminent des lésions à peu près semblables et donnent lieu à des noyaux de pneumonie gangréneuse et septique.

Le sang frais sortant du vaisseau peut devenir une

cause de lésions broncho-pulmonaires avec des troubles nutritifs si graves que l'animal en meurt.

On comprend facilement toutes les applications de ces faits à la pathologie humaine ; certes, les altérations broncho-pulmonaires consécutives aux bronchorrhagies guérissent souvent; mais elles peuvent devenir graves, sans toutefois engendrer la phthisie; et au lieu de dire qu'elles produisent la *phthisis ab hæmoptæ*, il serait plus juste de dire qu'elles engendrent la *broncho-pneumonie ab hæmoptæ*.

De même il est des cas où les aliments après avoir séjourné dans l'estomac, s'introduisent dans la trachée et dans les bronches et y déterminent des lésions broncho-pulmonaires qui peuvent devenir mortelles. Ici encore l'expérimentation est d'accord avec la clinique.

A. Dans cette étude de pathologie expérimentale, nous sommes parvenus par nos injections de substances variées dans les voies aériennes à déterminer des lésions de broncho-pneumonie ayant une analogie frappante avec les altérations broncho-pulmonaires qu'on rencontre en pathologie humaine.

Au point de vue anatomo-pathologique, les lésions broncho-pneumoniques qui surviennent dans le cours ou à la suite de la fièvre typhoïde, des fièvres éruptives (rougeole, variole, scarlatine), de l'érysipèle, de la diphthérie, de la grippe, de la coqueluche, du choléra, de la morve, de brûlures étendues, se présentent toutes avec les mêmes caractères et ne diffèrent nullement des foyers de pneumonie lobulaire produits par nos injections de matière irritante dans les bronches.

B. *a.* La splénisation est indépendante de l'oblitération

bronchique. Pour que cette altération apparaisse à la suite de l'obstruction des canaux bronchiques, un nouvel élément doit s'ajouter à l'agent d'ordre purement mécanique : c'est l'*élément inflammatoire*.

b. L'analyse histologique montre un état trouble avec augmentation de volume de l'épithélium et une dégénérescence granulo-graisseuse des cellules au milieu desquels on rencontre épars quelques leucocytes.

C. *a.* Nos recherches nous permettent d'établir que l'*atélectasie pulmonaire* reconnaît pour cause l'*obstruction bronchique*.

b. L'atélectasie pulmonaire est une lésion d'origine purement *mécanique* et ne revêt aucun caractère inflammatoire.

c. Elle détermine une modification de structure de l'alvéole pulmonaire intéressant l'élément épithélial qui se traduit au microscope par une diminution et un état trouble des cellules ; cette modification morphologique ressortit entièrement à un *trouble trophique*.

d. Faisant entrer en principale ligne de compte les résultats fournis par l'expérimentation, nous nous inscrivons en faux contre l'attrayante théorie de Gairdner, et nous concluons que l'air disparaît de l'alvéole *par résorption*.

D. *a.* La broncho-pneumonie expérimentale a une influence manifeste sur les fonctions de nutrition.

b. Le chiffre numérique des hématies et de l'hémoglobine subit une diminution rapide. Cet abaissement des globules rouges est en rapport avec l'élévation thermique et l'intensité des lésions broncho-pulmonaires. Deux numérations pratiquées l'une au début, l'autre à la fin de l'affection, peuvent faire constater une différence de moitié dans le nombre des hématies.

E. *a*. Pendant la période d'augment de la broncho-pueumonie, la quantité des urines diminue.

b. Le chiffre de l'urée excrétée s'élève; il est en rapport avec les poussées inflammatoires, l'ascension du thermomètre et le degré d'amaigrissement de l'animal.

F. Le sang épanché dans les bronchioles donne lieu à des lésions pulmonaires qui ont, au point de vue macroscopique, une grande analogie avec les tubercules miliaires, mais ne présentent point la même constitution histologique. Ces lésions entraînent avec elles la *phthisie* dans le sens hippocratique du mot.

INDEX BIBLIOGRAPHIQUE

HASSE. — Spec. pathol. anat. Leipzig, 1841.

LEGENDRE et BAILLY. — Nouvelles recherches sur quelques maladies du poumon chez les enfants, in Arch. général. de médecine, 4e s., t. IV, 1844.

R.-T.-H. LAENNEC. — Traité de l'auscultation médiate et des maladies des poumons et du cœur, 2e éd. Paris, 1826, t. II, p. 224.

GRISOLLE. — Traité pratique de la pneumonie aux différents âges. Paris, 1841, p. 15.

W. STOKES. — Die Brustkrankheiten, deren richtige Würdigung und Behandlung, traduct. Behrend. Leipzig, 1844, p. 470.

LOUIS. — Rech. anatom. pathol. et thérap., sur les maladies connues sous le nom de fièvre typhoïde putride adynamique, 2e édit., 1841, p. 329.

TRAUBE. — Gesammette Beiträge zur pathol. und physiol. Berlin, 1871, t. I, p. 99.

HERTZ. — Atelektatishe Zustamde, in Ziemssen's Handb. der spec. patb. und thera., t. V, 2e édit., 1877.

R. BODDAERT. — Recherches expérimentales sur les lésions pulmonaires consécutives à la section des nerfs pneumogastriques. Gand, 1862, p. 103.

LEBERT. — Traité d'anatomie pathologique générale et spéciale, t. I, p. 612. Paris, 1857.

NIEMEYER. — Eléments de path. int. et de thérap., t. I, p. 121. Paris, 1865.

GAIRDNER. — Ed. Monthly Journal, 1850, vol. XII, résumé dans Lebert. Tr. d'anat. path. génér. et spéc., t. I, p. 612.

MEUNIER. Etude parallèle des globules blancs et rouges du sang et des principaux éléments de l'urine.

BODDAERT. — 1862, Mélanges de pathologie médicale, t. VI.

TRASBANT et CORNIL. — 1865, Société de biologie, p. 132.

VULPIAN. — Th. agrégat., 1860.

TRAUBE. — Beitrage zür experimen. Physiol. und path. Berlin, 1846.

SCHIFF. — Lehrbuch. der Physiol., 1858-59.

FRIEDLANDER. — Recherches sur l'inflammation du poumon avec des remarques sur l'épithélium pulmonaire normal, par le Dr Friedlander, de Halle. August Hischwald, Berlin, 1873.

BALZER. — Th. doct., 1878.

JOFFROY. — Th. agrég., 1880.

STEINER. — Sur la section partielle des nerfs et les causes de la pneumonie qui survient après la section des nerfs vagues au cou. (In Arch. f. anat. u. phys., 218, 245, 1878, et Anal. in Revue des sc. méd., t. XIII, 1879, p. 118.

ZANDER. — Des effets de la section des pneumogastriques chez les oiseaux. In Centralbl. f. dec. Medicin Wissensschaft., 8 févr. 1879.

DAMASCHINO. — 1872. Th. agrég. Etiologie de la tuberculose.

TESSIER. — Des hémorrhagies bronchiques envisagées dans leurs rapports avec la phthisie pulmonaire. Lyon méd., 1873.

POURCELOT. — Anat. path. de la péripneumonie contagieuse dans la race bovine. Lyon méd., 29 mai 1881.

GREUSER. — Gangrène du poumon droit chez un enfant de 5 ans, causée par l'aspiration d'un épi de blé, qui est rejeté par le nez après 160 jours. Guérison. Deutsche med. Woch., n° 24.

SATTERTHWAITE. — Contagions pleuro-pneumonia in cattle (pleuro-pneumonie du bétail), New-York med. journ., février 1880. (Revue Hayem, 1881, p. 537.)

HAMILTON (J.). — De la pneumonie catarrhale et du tubercule chez l'homme. The Practitioner, XXIII, XXIV, XXV.

REGINALD et E. THOMPSON. — Vestiges pathologigues de l'hémorrhagie pulmonaire. (The Lancet, 25 mai 1878, p. 756.)

QUINQUAUD. — Lésions du sang, 465. Revue Hayem, t. XV, n° 2.

HAYEM. — — 469. —

LICHTHEIM. — 1878. Recherches sur l'atélect. Revue Hayem, p. 487, t. XIV.

CORNING (J.-Léonard) et BERGMANN (J.). — Des pneumonies catarrhales produites par l'inhalation des poussières. Wiesbade, 1878.

DIEULAFOY. — Manuel de pathologie interne, 1880, t. I.

JOHNSON. — Corps étrangers des voies aériennes. The Lancet, vol. II, p. 501 et 537, 824

PETER. — Hémoptysie tubercule et phthisis ab hœmoptœ. Union méd., 1870, t. IX, p. 492 et 527.

GRAVES. — Leçons de clin. méd., trad. Jaccoud. Paris, 1862, t. II, p. 192.

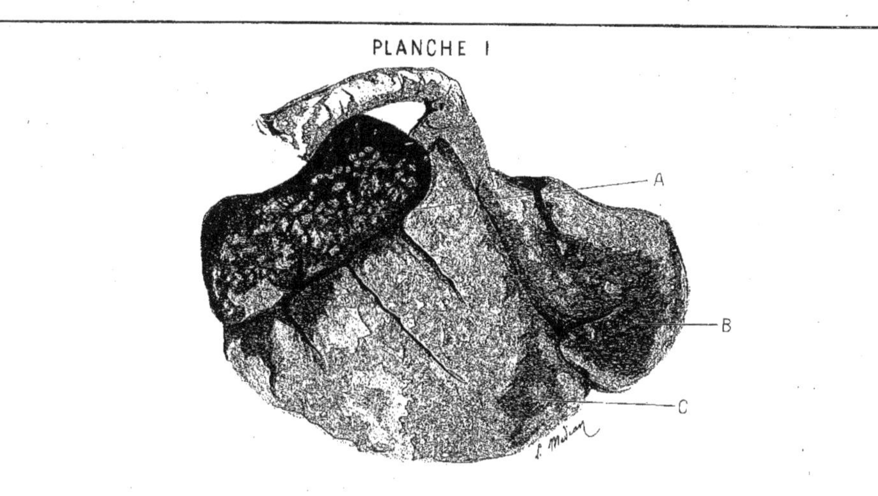

A. Points jaunatres miliaires ressemblant a des tubercules

B. Foyers de splenisation.

C. Foyers d'atelectasie.

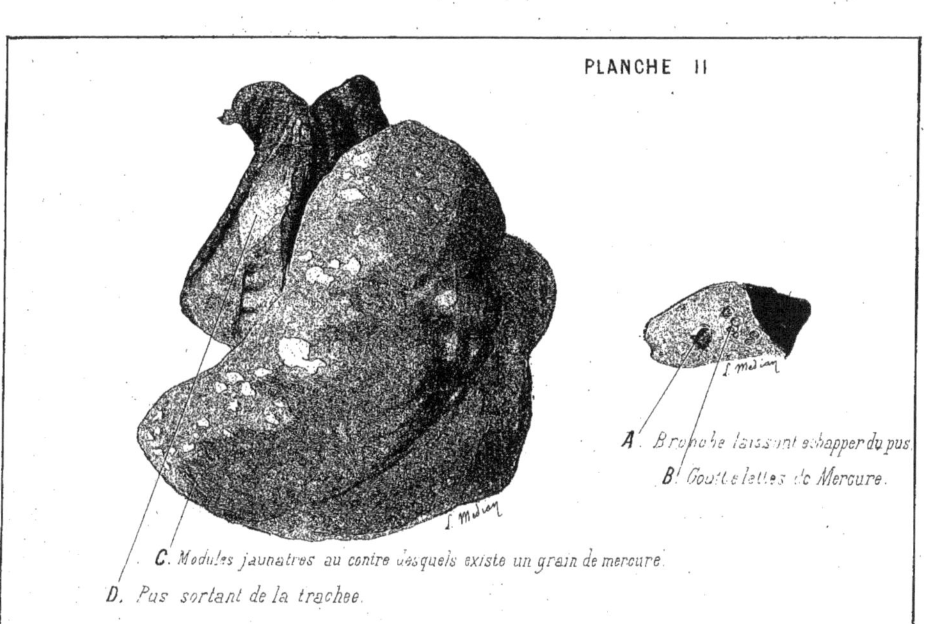

A. Bronche laissant echapper du pus.
B. Gouttelettes de Mercure.

C. Modules jaunatres au conire desquels existe un grain de mercure.
D. Pus sortant de la trachee.

PLANCHE III

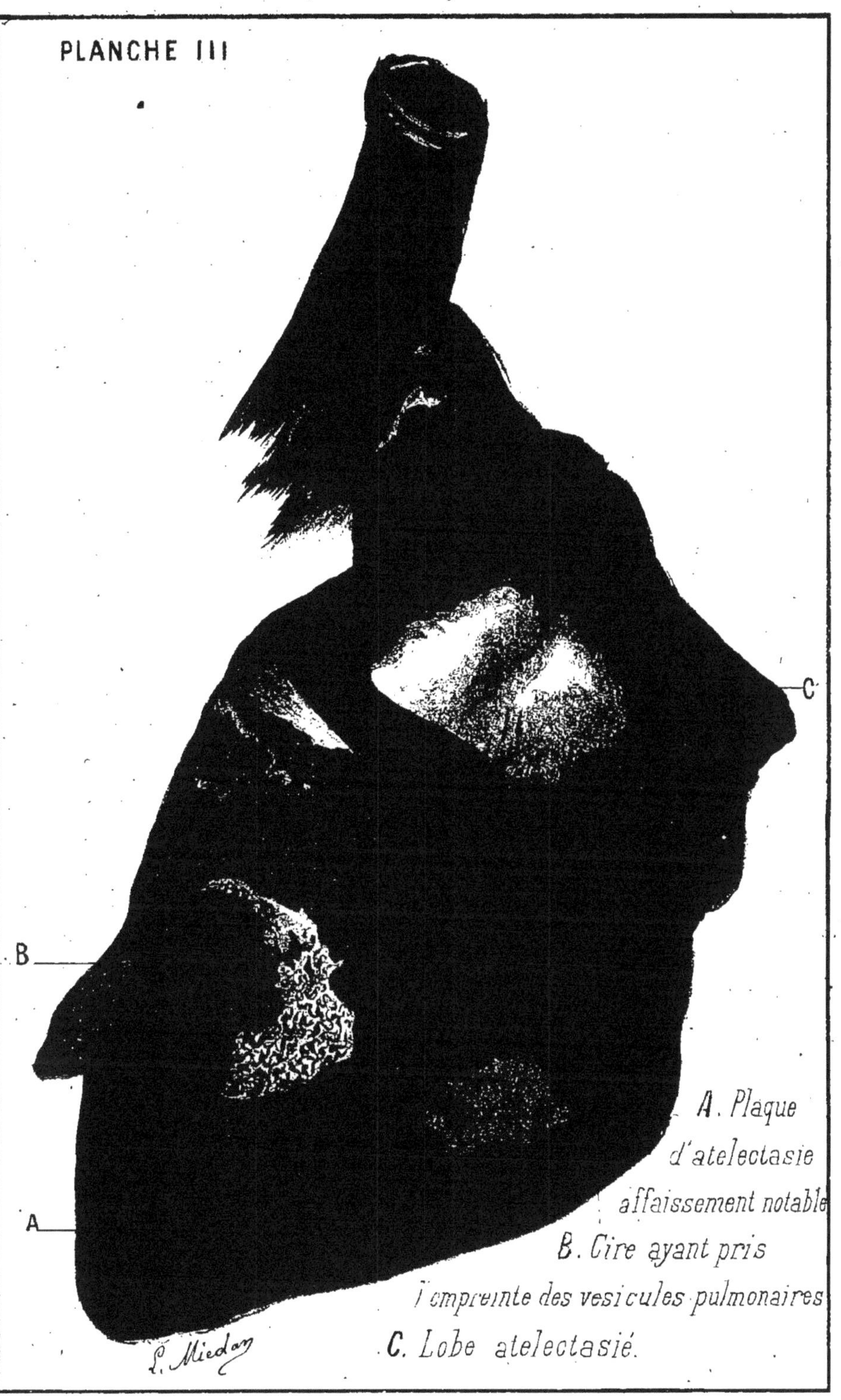

A
B
C
A. Plaque
d'atelectasie
affaissement notable
B. Cire ayant pris
l'empreinte des vesicules pulmonaires
C. Lobe atelectasié.
L. Miedan

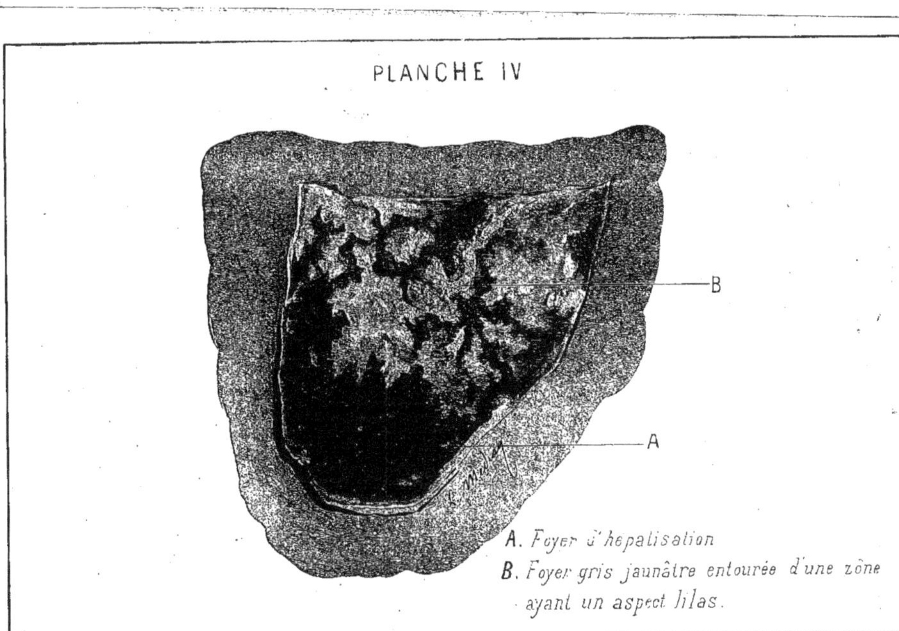

A. Foyer d'hepatisation
B. Foyer gris jaunâtre entourée d'une zone
   ayant un aspect lilas.

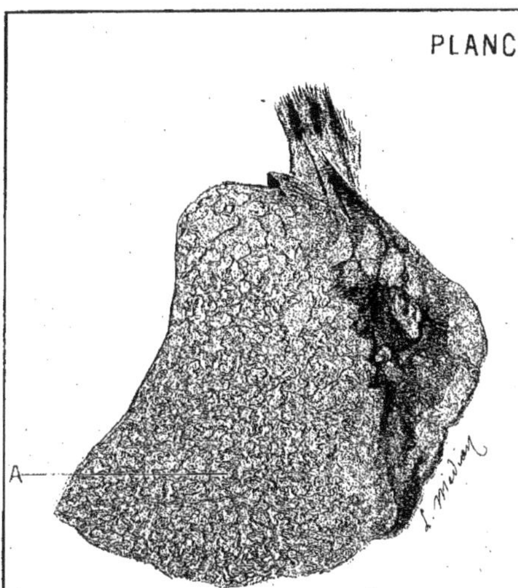

A. Emphyséme vesiculaire, disséminé
et agglomeré

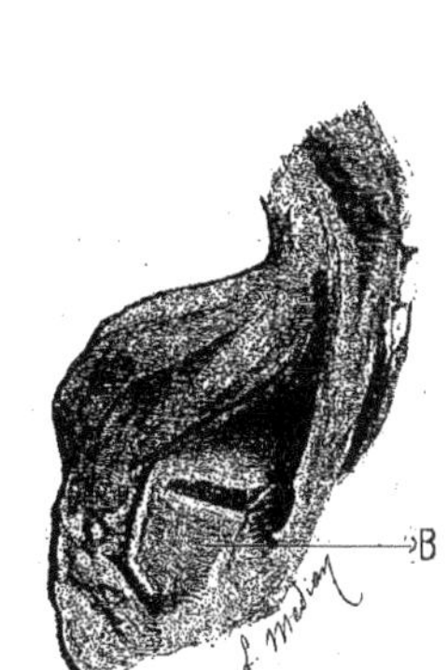

B. Masse indurée d'aspect gris
translucide.

PLANCHE VI

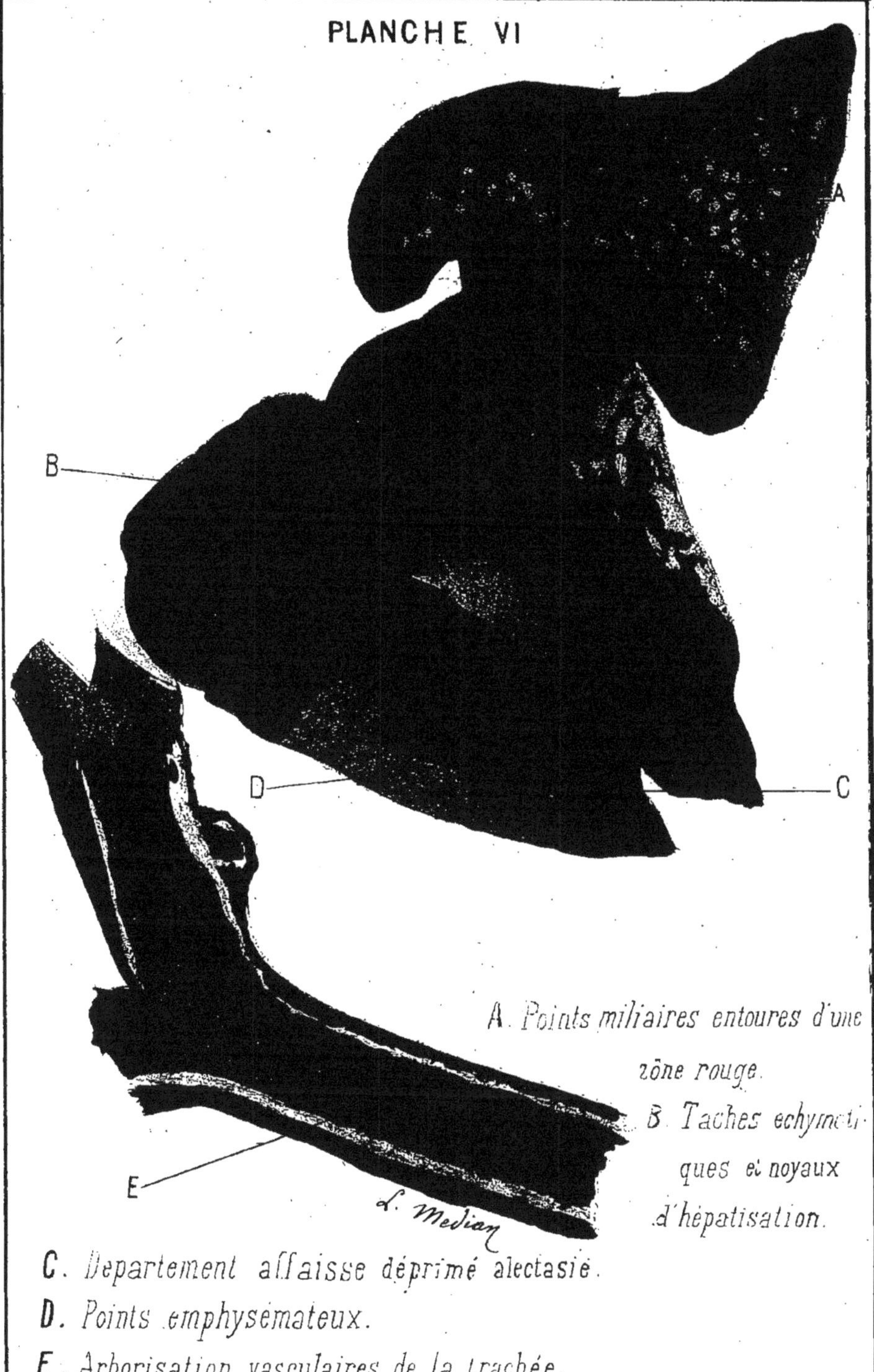

A. Points miliaires entourés d'une zône rouge.

B. Taches echymotiques et noyaux d'hépatisation.

C. Departement affaissé déprimé alectasie.

D. Points emphysémateux.

E. Arborisation vasculaires de la trachée.

PLANCHE VII

A. Coupe du poumon
B. Noyaux ecchymotique
C. Taches ecchymotiques
sous-pleuvales

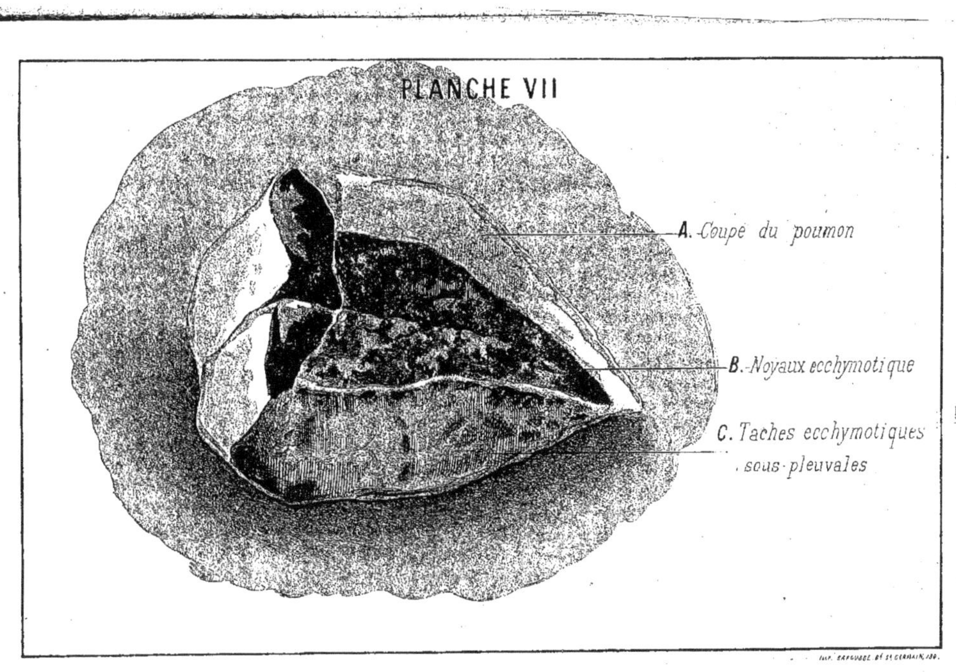

PLANCHES D'APRÈS LES DESSINS

DE M. L. MIEDAN.

Piogey.

TABLE DES MATIÈRES

TROISIÈME PARTIE

QUATRIÈME PARTIE

Paris — A PARENT, impr. de la Fac. de médecine, 31, rue M. le Princ e, 31